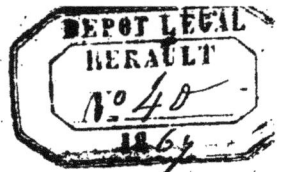

ÉTUDES

SUR

L'INFLAMMATION

PAR

Le Professeur L. BOYER

MÉDECIN EN CHEF DE L'HÔTEL-DIEU SAINT-ÉLOI DE MONTPELLIER.

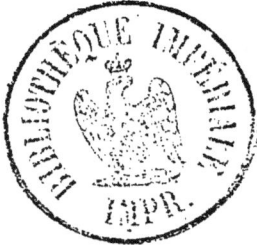

Premier Fascicule.

MONTPELLIER

BOEHM & FILS, IMPRIMEURS DE L'ACADÉMIE

ÉDITEURS DU MONTPELLIER MÉDICAL

1867

LEÇONS SUR L'ORCHITE EN GÉNÉRAL

et spécialement

Sur les Orchites catarrhales, rhumatismales, varioliques et blennorrhagiques,

Par M. le Professeur L. BOYER [1].

CHAPITRE PREMIER.

CONSIDÉRATIONS GÉNÉRALES SUR L'ORCHITE.

§ 1er. On appelle *orchite* une inflammation ou une fluxion du testicule ou de ses dépendances (cordon spermatique, épididyme, tunique vaginale, tissu cellulaire, scrotum).

Cette dénomination, malgré des assertions opposées, est parfaitement régulière. Par le mot ὄρχις, les Grecs désignaient le testicule et ses annexes; ils réservaient le mot δίδυμος pour la glande séminale seule. Ainsi, l'on peut parfaitement dire orchite funiculaire, épididymique, vaginalique, didymique ou parenchymateuse, etc. On s'est beaucoup occupé, surtout dans ces derniers temps, de l'orchite, sur laquelle des travaux importants et pleins d'intérêt ont été récemment publiés. Néanmoins la science, à cet égard, laisse beaucoup à désirer. Nous n'avions pas même un essai de classification complète et méthodique des divers genres d'orchites avant les publications de M. Velpeau. En mettant à profit les utiles travaux de cet éminent professeur,

---

[1] Ces leçons ont été recueillies par M. F. Cauvy, chirurgien interne à l'Hôtel-Dieu Saint-Éloi.

nous proposerons une classification nouvelle, qui permettra de les embrasser dans leur ensemble.

VARIÉTÉS D'ORCHITES.

I. D'après leurs causes.

- **1° Causes locales.**
  - A. Orchites urétrales (Velpeau), ou plutôt urétro-vésicales. — Blennorrhagiques, non blennorrhagiques.
  - B. Orchites traumatiques. — Violences extér., — efforts.
- **2° Causes générales.**
  - Catarrhales.
  - Rhumatismales, goutteuses, etc.
  - Exanthématiques (varioleuses, etc.).
  - Cachectiques. — Après malad. graves, — résorptions, etc.

II. D'après le siége.

- Funiculaire.
- Épididymique.
- Vaginale, du tissu cellulaire. — Scrotal. Périfuniculaire. Périépididymique.
- Didymique ou parenchymateuse.

III. D'après la marche.

- 1° Aiguë.
- 2° Chronique. — Franche. Spéciale ou spécifique.

§ 2. L'histoire de l'orchite soulève plusieurs questions pleines d'intérêt. Elle est pourtant moins avancée qu'on ne le pense. Cette assertion est facile à justifier.

A l'orchite blennorrhagique, si fréquente, si souvent étudiée, se rattachent, relativement au siége, à la pathogénie, à l'anatomie pathologique, aux moyens médicamenteux, aux conséquences par rapport aux fonctions viriles, bien des problèmes fort controversés aujourd'hui et imparfaitement résolus.

Les autres espèces d'orchites, sans être rares, se rencontrent bien moins souvent. On les a examinées presque toujours d'une manière superficielle. Ainsi, pour n'en citer qu'un exemple, on n'a étudié qu'un certain nombre d'orchites dépendant de causes générales, on n'en a point fait un groupe distinct. M. Béraud (1859) a appelé l'attention sur les orchites varioleuses, qu'il regarde comme fort communes ; il a surtout publié des observations nombreuses accompagnées de recherches nécroscopiques d'autant plus précieuses qu'elles sont fort rares ; et pourtant cette espèce d'affection testiculaire a été fort négligée depuis cette publication, qui paraît être restée presque inaperçue. M. le professeur Bouisson a inséré dans le *Montpellier médical* (1860) un mémoire important sur l'orchite rhumatismale aiguë et chronique, qu'il a en quelque sorte créée scientifiquement, en s'appuyant spécialement sur ce qu'il a vu par lui-même ; l'anatomie pathologique vient y porter son secours à la description clinique : néanmoins, rien de saillant ne s'est fait jour après ce premier travail. M. Jonquet seul (1863) a écrit deux pages pour annoncer que l'orchite rhumatismale est très-commune à l'île de la Réunion, et que les faits nombreux qu'il y a recueillis confirment sur tous les points les principes posés par M. Bouisson.

L'orchite catarrhale primitive ou consécutive aux oreillons, se montre fréquemment pendant les épidémies d'oreillons ; elle existe aussi, quoique plus rarement, sous forme sporadique : on a presque oublié l'orchite catarrhale primitive, même lorsqu'elle revêt le caractère épidémique ; on ne s'est point occupé avec un soin suffisant de l'orchite consécutive. L'histoire générale de l'orchite catarrhale, bien distincte de l'orchite rhumatique, malgré quelques analogies qui les rapprochent, n'a jamais été tracée ; nous tâcherons de remplir, de notre mieux, cette lacune regrettable.

Pour bien connaître une maladie, il faut l'embrasser dans son ensemble. Ce précepte s'applique parfaitement à l'orchite. Celle-ci se divise en plusieurs espèces qui diffèrent, par leur nature et leur origine. Or, chacune d'elles emprunte à cette source des caractères propres qui la spécifient au point de vue du siége, des symptômes morbides, des lésions anatomiques. Ainsi, l'orchite catarrhale occupe toujours d'abord les éléments cutanés et séro-celluleux de l'appareil génital externe, et les dépasse rarement ; c'est une fluxion active, parfois sub-inflammatoire, plutôt qu'une véritable phlegmasie. L'orchite rhumatismale offre un caractère analogue, quoique plus fortement accentué ; mais elle ne se borne pas à la peau, à la séreuse, au tissu celluleux, elle atteint souvent, dès le début ou par extension, les tissus fibreux de l'épididyme, du canal déférent, du testicule, le tissu musculaire des bourses ; la phlegmasie peut se propager à la muqueuse qui tapisse la cavité épididymique et aux canaux sécréteurs ou excréteurs de la semence. L'orchite variolique siége ordinairement dans les annexes de la glande séminale (peau des bourses, tissus sous-jacents, séreuse vaginale, tissus celluleux ou fibreux périépididymique) ; elle atteint quelquefois le périteste fibreux dans son feuillet fibreux et le parenchyme testiculaire ; l'inflammation est plus prononcée et donne naissance à des épanchements plastiques qui s'organisent, et à des sécrétions purulentes. L'orchite blennorrhagique débute par la muqueuse qui tapisse le canal déférent et l'épididyme ; elle se complique le plus souvent, par extension, de fluxion plus ou moins inflammatoire de tout l'élément celluleux ou fibreux des bourses, du canal déférent, de l'épididyme, du testicule ; d'épanchements séro-albumineux, plus ou moins actifs ou passifs dans la séreuse vaginale ; de vaginalite, etc. Dans quelques cas rares, l'orchite devient parenchymateuse.

Les orchites urétrales non blennorrahagiques (ainsi que les a nommées M. Velpeau), les orchites traumatiques, celles qui sont produites par des efforts, des excès dans les actes génitaux, une trop grande continence, etc., offrent aussi leur intérêt particulier.

Souvent aussi les orchites sont complexes. L'orchite blennorrhagique, par exemple, apparaît ou persiste sous la provocation d'un état catarrhal, gastrique, rhumatismal, d'un traumatisme ; elle est entretenue par diverses lésions locales, par une disposition générale ; l'analyse clinique peut distinguer ces divers éléments ; la thérapeutique devient plus rationnelle et plus efficace.

La pathologie spéciale des lésions génitales, la pathologie générale, emprunteront des lumières à l'étude complète de l'orchite. Celle-ci est souvent le point de départ d'hydrocèles nommées à tort spontanées, de lésions vitales ou organiques des bourses, de la tunique vaginale, du testicule ou de ses annexes. L'ouvrage de Curling, malgré les importantes additions du professeur Gosselin, laisse beaucoup à désirer.

On ajoutera aussi, en envisageant l'orchite sous tous ses aspects, quelques pages intéressantes à l'histoire des affections catarrhales et rhumatismales, des névroses, des diathèses, des métastases, etc., etc.

Nous nous efforcerons de faire connaître, par de rapides aperçus, l'orchite dans son ensemble, en insistant plus particulièrement sur les orchites catarrhales et blennorrhagiques; nous nous appuierons sur l'expérience des autres et sur de nombreuses observations que nous avons minutieusement recueillies nous-même auprès des malades. Nous pourrons offrir des tableaux nécroscopiques plus complets que ceux de nos prédécesseurs [1].

CHAPITRE II. — ORCHITES CATARRHALES.

§ 1er. REMARQUES PRÉLIMINAIRES.

Nous appelons orchites catarrhales celles qui se trouvent sous la dépendance d'un état catarrhal. Elles coïncident habituellement avec une constitution médicale et d'autres maladies régnantes de la même nature. Précédées toujours de phénomènes catarrhaux prodromiques manifestes, elles coexistent le plus généralement avec des oreillons qui, le plus souvent, apparaissent avant elles : elles sont alors *consécutives ;* dans certains cas elles se montrent avant l'angine parotidienne, qui peut même manquer tout à fait, et on les nomme *primitives.*

---

[1] Il est certain que chaque mode morbide forme une véritable personnalité qui se caractérise par la nature des organes et des tissus élémentaires pour lesquels il a une prédilection parfois exclusive ; par la spécialité de sa cause, de ses symptômes, de sa marche, de ses terminaisons, de sa thérapeutique, par les lésions anatomiques qu'il laisse après lui. On n'a pas assez étudié, à ce point de vue, la *caractéristique* des états catarrhal, phlegmasique, rhumatismal, goutteux, etc., de la scrofule, de la syphilis, etc. Nous donnerons le résumé de nos leçons sur ce sujet.

§ 2. Orchite catarrhale primitive.

I. *Aperçu historique.* — Nous ne la connaissions que par quelques passages d'Hippocrate, qui ont donné lieu à diverses interprétations, lorsque nous fûmes consulté à Strasbourg, en 1840, par un malade qui en était atteint. Nous pensâmes d'abord qu'il s'agissait d'une orchite blennorrhagique : notre diagnostic ne tarda pas à être complètement changé. Depuis, nous l'avons revue onze fois. Nos recherches nous ont montré qu'elle a presque toujours été méconnue. M. Desbarreaux-Bernard, médecin distingué de Toulouse, en a fait le premier une mention spéciale, dans son mémoire sur une *Épidémie d'orchite catarrhale observée pendant le mois de février* 1859, *dans les salles de clinique de l'Hôtel-Dieu Saint-Jacques à Toulouse* (*Journal de Médecine de Toulouse*, août 1860).

Ces orchites catarrhales sans oreillons ont paru, aux yeux de cet honorable médecin, un fait très-insolite ; aussi termine-t-il son opuscule par des réflexions que nous devons reproduire :

« Tous les observateurs que nous avons consultés sont unanimes pour considérer l'orchite dont nous nous occupons, comme succédant toujours au gonflement parotidien ou comme l'accompagnant. Nul d'entre eux, dans les histoires des épidémies d'oreillons qu'ils nous ont transmises, n'a signalé l'apparition d'orchites catarrhales se manifestant isolément et sans avoir été précédées de l'engorgement des régions parotidiennes. Nous avons fait à cet égard d'assez nombreuses recherches, et nous avons été fort surpris de ne trouver aucune mention du fait que nous signalons aujourd'hui.

» Les auteurs que nous avons interrogés regardent le gonflement testiculaire comme une métastase des oreillons, métastase qui n'est, suivant eux, qu'une des terminaisons de l'engorgement parotidien. Hamilton (tom. II *de la Société Royale d'Édimbourg*), Rochard et Binet, que nous avons cités, J. Frank[1] (*Traité de pathologie interne*). Chatard (*Épidé-*

---

[1] M. Desbarreaux-Bernard se trompe, en ce qui concerne Joseph Frank, ainsi que nous le verrons bientôt.

mie d'oreillons à Baltimore en 1812, *Journal de Sédillot,* tom. XLIII, pag. 108), Murat (*Dictionnaire des sciences médicales* en 60 volumes, article *Oreillons*), tous sans exception partagent cette opinion, et nul d'entre eux n'a signalé, dans l'épidémie qu'il a décrite, l'apparition isolée de l'orchite catarrhale.

» Pourtant ce fait n'avait pas échappé à l'observation d'Hippocrate, etc. »

Un peu plus heureux que M. Desbarreaux-Bernard, nous avons découvert plusieurs observations analogues aux siennes, antérieures à sa publication.

Commençons par le Père de la médecine. A-t-il parlé de l'orchite primitive ou de l'orchite métastatique? La première opinion compte beaucoup de partisans, à la tête desquels nous citerons M. Murat ; la seconde a aussi ses défenseurs, en commençant par M. Littré.

En consultant le texte principal sur lequel s'est engagé le débat, nous acceptons, sans hésiter, la première opinion, malgré l'autorité de M. Littré. Le savant traducteur d'Hippocrate a introduit dans le texte une modification légère en apparence, qui change entièrement le sens qu'on lui a donné avant lui. Cette modification ne se trouve point dans les éditions les plus estimées ; rien ne nous paraît la justifier.

«Dans l'île de Thasos, à la suite d'une automne pluvieuse et d'un hiver austral et printanier, toutes les circonstances ayant été australes et avec sécheresse, on vit apparaître, au début du printemps, sous l'influence de quelques vents du nord et de la constitution atmosphérique précédente, tout opposée, quelques fièvres ardentes (*causus*) modérées, rarement accompagnées d'hémorrhagies nasales : nul malade n'y succomba.

» Chez un grand nombre, on vit survenir des tumeurs autour des oreilles, n'occupant parfois qu'un seul côté, se montrant le plus souvent des deux côtés à la fois. Les malades étaient sans fièvre et ne gardaient pas le lit. Les tumeurs s'échauffèrent chez quelques-uns (ou, suivant M. Littré, s'appuyant sur Galien, «quelques malades eurent un peu de chaleur »), mais sans produire rien de

fâcheux, sans suppurer jamais, tandis que cette dernière terminaison se remarque lorsque ces tumeurs ont une origine différente. Celles dont nous parlons en ce moment étaient molles,
lâches, grandes, diffuses, étendues, sans inflammation, sans
douleur ; elles se dissipèrent peu à peu et sans crise manifeste.

»Toutes ces choses existaient chez les adolescents, les jeunes gens
à la fleur de l'âge, surtout chez ceux qui se livraient aux exercices
gymnastiques de la palestre ; les femmes en furent presque toutes
exemptes.

»Beaucoup eurent des toux sèches ; ceux qui toussaient ainsi
sans expectorer, ne tardaient pas à être enroués. Chez quelques-
uns de ces derniers, on vit survenir, après un certain temps, des
fluxions inflammatoires sur les testicules : le plus généralement
un seul de ces organes était atteint, plus rarement ils étaient lésés tous les deux. Tantôt il y avait fièvre , tantôt il n'y en avait
pas ; presque toujours ces tumeurs furent incommodes et douloureuses. Tout se termina d'ailleurs chez eux sans accidents » (ou,
suivant M. Littré, « on n'eut pas besoin de recourir à l'officine
du médecin[1] »).

(Voyez A. Piquer, *Las obras de Hippocrates mas selectas
illustradas*, 1774, tom. II, pag. 12 et suiv., avec texte grec,
traduction latine et espagnole, commentaires, etc.)

Hippocrate mentionne évidemment plusieurs catégories de
malades bien distinctes : les uns eurent des oreillons œdémateux
très-bénins, sans orchite ; les autres des orchites catarrhales intenses, simples ou doubles, sans oreillons. L'épidémie d'oreillons
fut la première ; l'orchite épidémique vint plus tard. Cette inter-

---

[1] Voici le passage principal :

Τοῖσι δὲ καὶ μετὰ χρόνον φλεφμοναί μετ' ὀδύνης ἐς ὄρχιν ἑτέρόρῥαι · τοῖσι
δὲ ἐπ' ἀμφοτέφους. Πυρετοί, τοῖσι μὲν, τοῖσι δὲ ού · ἐπιπόνως ταῦτα τοῖσι πλείφοισι·
τὰ δ' ἄλλα, ὁκόσα κατ' ἰητρείην , ἀνότως διῆγον.

«Quibusdam (tussi correptis), ex temporis intervallo, inflammationes
cum dolore in alterum testem erumpebant, quibusdam in utrumque.
Alii quidem febre corripiebantur, nonnulli vero sine febre. Hæc ipsa
plurimis gravia et molesta fuere. De reliquo autem quod ad curationem
spectat, in his inculpata habebant. »

prétation est celle de Piquer et de la plupart des commentateurs estimés.

Quant au texte et au sens que nous adoptons , nous les avons retrouvés dans de nombreuses traductions latines , françaises et étrangères, accompagnées du texte , que nous avons consultées. Ceci est confirmé par les faits particuliers.

Dans le troisième livre des *Epidémies*, qui fait partie du premier, suivant la judicieuse remarque de Littré , on trouve ce passage :

« Le beau-frère d'Aristée sua et se fatigua beaucoup pendant un voyage. Des taches noires vinrent aux jambes, accompagnées d'une fièvre continue. Hémorrhagies fréquentes par la narine gauche. La crise se faisait un peu. Le lendemain, tumeur à l'oreille droite, suivie le jour suivant d'une tumeur plus petite ; moiteur ; les tumeurs se dissipèrent sans suppurer.» Ici, il n'y a que les tumeurs parotidiennes.

« Moscus (qui souffrait cruellement de la pierre) eut à la paupière supérieure un orgelet, qui suppura le cinquième et le sixième jour. Il se forma une forte tumeur près de l'oreille et à la partie du cou qui y répond directement. » La tumeur parotidienne existe seule, malgré le calcul vésical.

« L'envoyé à Alcibiade eut, avant la crise, une tumeur au testicule gauche, pendant une fièvre médiocre. La crise se fit au vingtième jour. Il y eut, par la suite, des chaleurs de temps en temps. » Voilà maintenant l'orchite catarrhale seule.

Hippocrate rattache spécialement les orchites à des lésions des voies respiratoires. « Il ne faut pas s'étonner si les toux chroniques cessent quand apparaît un gonflement des testicules. Ce gonflement, après la toux, nous montre les liens qui unissent les organes pectoraux et vocaux avec l'appareil mammaire et génital.

»Les abcès se font par les veines, les nerfs, le ventre, la peau, les os, la moelle spinale, ou par les autres émonctoires (la bouche, les parties génitales, les oreilles, les narines). » Piquer, *op. cit.*, tom. III, pag. 13 et 14 ; — Hippocrate , *de Chart.*, tom. IX, pag. 120 (*Epid.*, liv. ii, ch. i, §§ 8 et 9).

Franchissons l'intervalle qui nous sépare du Père de la médecine, et transportons-nous au XIXᵉ siècle.

« Dans l'épidémie (d'oreillons) qui régna à Vienne en 1804, plusieurs jeunes gens étaient *affectés à la fois d'angine parotidienne et d'affection des testicules; quelques-uns n'avaient que cette dernière.* C'est là probablement la fièvre testiculaire dont parle Morton (*Op.*, tom. II, pag. 40). » J. Frank ; *Path. méd.*, tom. V, pag. 34, note 27 (1840), édit. de l'*Encyclop.*

J. Frank a donc vu à Vienne, en 1804, une épidémie analogue à celle de M. Desbarreaux-Bernard : orchite catarrhale, tantôt isolée, tantôt simultanée avec les orcillons, tantôt consécutive à ces derniers.

En 1806, le docteur Groffier donna dans le Journal de Baumes, tom. VIII, la relation d'une épidémie d'oreillons avec ou sans orchites. Chez l'un de ses malades, il y eut d'abord un gonflement subit d'un testicule ; le lendemain, cette tuméfaction disparut et fut remplacée par une douleur très-vive dans la région lombaire. Le troisième jour, la douleur s'évanouit, une angine parotidienne intense lui succéda, et se prolongea jusqu'au neuvième jour.

En 1808, Sédillot inséra dans son Journal trois observations d'orchites survenant après des fièvres catarrhales qui les avaient provoquées. C'est Bourgès (médecin de la grande armée) qui les avait recueillies.

En 1848, une épidémie d'oreillons, avec ou sans orchites, régna dans l'hôpital de Montpellier. Elle a fourni à M. Ressiguier, alors interne dans cette maison, le sujet d'un mémoire intéressant.

Chez quelques malades, l'orchite fut primitive et resta seule ; chez d'autres, elle se manifesta en même temps que des oreillons ; chez un plus grand nombre, elle survint après ceux-ci.

Dans l'épidémie de M. Desbarreaux-Bernard, huit malades ont eu des orchites primitives ; dans l'hôpital Saint-Jacques, aucun d'eux n'a été atteint d'oreillons. Le sujet de la première observation (Mazières), âgé de 48 ans, a eu, seul, une orchite double.

« Depuis le mois de novembre 1858 jusqu'à la fin de février 1859, les fièvres catarrhales n'ont pas cessé de régner à Toulouse. Quoique peu graves en général, elles ont subi dans leur fréquence ou dans leur intensité des influences plus ou moins brusques, plus ou moins tranchées, toujours en rapport avec les changements atmosphériques déterminés par la présence des vents du sud-ouest, alternant avec les vents d'est et de nord-ouest.

» C'est au mois de février, et pendant une de ces recrudescences épidémiques, alors que les oreillons donnaient à la maladie régnante un cachet tout particulier, qu'apparurent tout à coup, dans les salles de clinique et sur des malades habitant l'hôpital depuis longtemps, un certain nombre d'orchites dont j'indiquerai les caractères principaux, après avoir donné le tableau des malades qui en furent successivement atteints, etc. » (Mém. de Desbarreaux-Bernard, pag. 5.)

Voici un résumé de ce tableau :

1. Mazières, 48 ans : orchite à gauche, 4 février ; se propageant bientôt au testicule droit.
2. Lafont, 42 ans : orchite à droite ; 16 février.
3. Amadieu, 17 ans : orchite à gauche ; 22 février.
4. Lamolles, 35 ans : orchite à droite, 22 février ; prodromes catarrhaux graves.
5. Gasquet, 55 ans : orchite à droite ; 25 février.
6. Tenès, 60 ans : orchite à gauche ; 25 février.
7. Prout, 31 ans : orchite à droite, 3 avril ; fièvre prodromique très-intense.
8. H..., 13 ans 1/2 : orchite à droite, fin juin ; malade de la ville.

« Chez tous nos malades, l'orchite est venue compliquer, sinon des fièvres catarrhales bien franches, du moins cet ensemble de phénomènes qu'on nomme en pathologie état muqueux. La courbature, l'inappétence, l'empâtement de la langue, la constipation ou la diarrhée, la fièvre, etc., qui le constituent, ont toujours précédé le gonflement testiculaire, et, dans certains cas même, l'invasion de cet état muqueux a été caractérisée par des phénomènes bizarres, extraordinaires par la soudaineté de leur invasion, la variété de leurs formes , comme nous les voyons du reste habituellement à Toulouse, dans les fièvres catarrhales muqueuses.

» Les phénomènes locaux que nous avons observés sont les suivants : 1° la douleur en général a été peu vive et bien loin d'égaler l'intensité et le caractère térébrant de l'orchite blennorrhagique, parfois même il n'y a eu qu'un sentiment de gêne et de pesanteur s'irradiant vers les aines et le périnée ; 2° le gonflement n'avait rien d'extraordinaire quant au volume, mais sa forme était plutôt globuleuse qu'ovoïde, parce que l'inflammation n'occupait que le corps du testicule et nullement l'épididyme [1] (il y eut un peu d'épididymite chez le jeune H...) ;

»3° La chaleur et la rougeur étaient peu accentuées, quelquefois la peau du scrotum a été rouge et enflammée ;

» 4° A l'exception de deux malades venus du dehors (et du jeune H...), tous habitaient l'hôpital depuis longtemps , et se trouvaient placés sous le coup d'affections diathésiques graves, ou en convalescence de maladies sérieuses. » (*Mémoire* de Desbarreaux-Bernard, pag. 8 et 9.)

II. *Histoire générale de l'orchite catarrhale primitive.* — Traçons-en rapidement le tableau , d'après les observations peu nombreuses publiées par les auteurs et celles que nous avons recueillies nous-même : cette histoire n'a pas encore été faite ; elle se complétera lorsque l'attention s'éveillera sur ce sujet , cette maladie étant moins rare qu'on ne l'a pensé jusqu'à ce moment.

1° *Causes.* — Cette orchite est toujours la conséquence d'une

---

[1] L'auteur rend ici sa pensée d'une manière un peu inexacte relativement au siége. La tumeur était formée par un épanchement dans la vaginale et une infiltration du tissu cellulaire, sans épididymite. Cela explique la forme globuleuse et le peu d'intensité des sensations douloureuses. Celles-ci eussent été très-violentes si la phlogose avait eu son siége dans le testicule même. L'orchite parenchymateuse est caractérisée par d'excessives douleurs.

constitution médicale catarrhale, et marche concurremment avec d'autres affections du même genre.

Elle apparaît généralement au milieu d'une épidémie d'oreillons, dans un moment déterminé, formant ainsi un groupe spécial (Ressiguier, Desbarreaux-Bernard, 8 observations à nous). Elle peut se montrer pourtant sans qu'il y ait une épidémie d'oreillons.

Plus commune de 20 à 40 ans, elle se montre quelquefois chez des sujets atteints de plus de 50 ans ou même au moment de la puberté.

Une constitution lymphatique, scrofuleuse, détériorée, l'état rhumatismal, le froid, des efforts, etc., y prédisposent.

2° *Nature et siége.* — Cette maladie consiste essentiellement dans une fluxion sur le tissu cellulaire sous-scrotal, la tunique vaginale, la peau des bourses; elle s'étend parfois au tissu celluleux périépididymique, à celui du cordon, et peut revêtir un caractère sub-inflammatoire. L'épididyme, le canal déférent, le testicule restent sains; il se fait un épanchement séro-albumineux dans les parties fluxionnées; on explique très-bien ainsi tous les phénomènes que l'on peut observer.

3° *Symptômes.* — Ceux qui apparaissent les premiers se rapportent évidemment à une fièvre catarrhale muqueuse avec gastricité, sous ses modes si variés; ils peuvent, quoique assez rarement, présenter un haut degré d'intensité. Bientôt la fluxion s'opère: douleur légère ou vive, teinte rosée ou rouge du scrotum, empâtement du tissu celluleux. Ces phénomènes s'accroissent durant quelques jours (deux à six); puis ils diminuent rapidement. On peut les distribuer en trois catégories:

Orchite légère. — Bornée au scrotum et au tissu cellulaire sous-jacent, elle produit peu de douleur, une tuméfaction légère et superficielle, et se dissipe dans moins d'une semaine.

Orchite d'intensité moyenne. — La fluxion se répand jusque dans la tunique vaginale, et peut doubler le volume des parties atteintes; la douleur est plus forte, plus tensive; on constate de

la fluctuation au-delà de l'empâtement celluleux ; le mal disparaît après huit ou neuf jours.

Orchite intense. — Le tissu celluleux placé entre la séreuse
et le tissu fibreux épididymique est intéressé, ainsi que celui qui
unit les diverses parties du cordon. Les symptômes se rapprochent alors de ceux qui appartiennent à une orchite blennorrhagique d'une assez grande intensité ; douleurs aiguës, pongitives,
s'étendant aux aines, aux lombes, au périnée ; tuméfaction considérable, rougeur cutanée prononcée, chaleur, etc.; durée moyenne
douze à treize jours.

La fluxion locale, qui n'est qu'une des manifestations de l'état
général, ne se montre pas toujours, relativement à son intensité,
bien d'accord avec lui. Nous avons vu des orchites légères suc-
céder à des fièvres catarrhales à caractères fortement accusés.

Les symptômes généraux diminuent ou s'effacent sous l'influence de la localisation.

III. *Marche et terminaisons.* — L'orchite catarrhale suit
habituellement une marche régulière, et se termine promptement par résolution complète, même quand elle est périépididymique. L'infiltration celluleuse, l'épanchement vaginal, se
résorbent en peu de jours ; l'induration périépididymique se prolonge davantage : nous l'avons perçue encore après trois mois,
et M. Courty après plusieurs années. Bourges a vu se former un
petit abcès ; nous avons recueilli un fait du même genre.

Dans certains cas, l'orchite se porte successivement ou presque simultanément sur les deux côtés. Dans quelques autres, les
régions parotidiennes et testiculaires sont envahies en même
temps ; cette particularité a été notée par nous, ainsi que par
M. Ressiguier et d'autres observateurs. D'autres fois, les orcillons
apparaissent après l'orchite, par un mouvement métastatique
ascendant, qui peut s'opérer même sur des organes importants.
Ces déplacements peuvent avoir lieu à plusieurs reprises.

IV. *Diagnostic.* — L'orchite catarrhale primitive se reconnaît par l'existence de la fièvre catarrhale prodromique, l'absence

de toute blennorrhagie concomitante, de toute lésion vésico-
urétrale, de toutes les autres causes qui peuvent déterminer
des orchites ; par l'ensemble de ses symptômes. Le caractère de
la constitution médicale et des maladies régnantes éclairera le
diagnostic, qui sera plus facile encore si l'on apprend qu'il y a
en même temps une épidémie d'oreillons accompagnés ou non
d'orchites métastatiques. On évitera de la confondre avec l'orchite
rhumatismale aiguë, dont elle se rapproche sous quelques rapports, en comparant ce que nous en avons dit avec l'important
mémoire de M. Bouisson, sur cette dernière [1].

Pour arriver à une détermination précise de la nature de la
maladie, on devra insister beaucoup sur les antécédents. Quand
on concevra des doutes, on multipliera les questions, on exami-
nera soigneusement les organes urétro-vésicaux, on surveillera
l'état de ces parties quelque temps après la guérison, n'oubliant
point qu'une uréthrite blennorrhagique peut produire une orchite
avant l'apparition de la blennorrhagie, qui ne se montre qu'a-
près la guérison de l'engorgement testiculaire.

Il est des rhumatisants chez lesquels l'état catarrhal provoque
une orchite catarrhale, qui est ensuite le point de départ d'une
série d'orchites rhumatismales aiguës successives, ou d'une orchite chronique. D'autres malades ont eu plusieurs fois des blen-
norrhagies intenses et prolongées, sans orchites, et ne contractent
un engorgement testiculaire, à l'occasion d'une blennorrhagie
très-bénigne, que sous l'influence d'une constitution catarrhale.
Toutes ces remarques sont importantes pour la thérapeutique et
pour donner la clé de bien des anomalies. Afin de compléter
et d'éclaircir notre histoire générale, citons quelques faits particuliers.

---

[1] *Études cliniques sur l'orchite rhumatismale*, par M. le professeur
Bouisson. (*Montpellier médical*, avril et mai 1860.)

§ 3. Observations particulières d'orchites catarrhales primitives.

1ʳᵉ série. *Observations que nous avons recueillies*. — Elles sont au nombre de douze. 4 fois il n'y a eu qu'orchite ; 7 fois l'angine parotidienne a succédé au gonflement des organes génitaux, 6 fois du même côté. Dans un cas, les oreillons et l'orchite ont apparu simultanément. L'affection a toujours été unilatérale. Nous ne rapporterons que trois de ces observations.

PREMIÈRE OBSERVATION.

Orchite catarrhale ; empâtement œdémateux du tissu cellulaire scrotal et périfuniculaire ; engorgement périépididymique. — Guérison rapide et complète.

Le 12 février 1840, nous fûmes appelé auprès d'un négociant de Berlin, nommé G. Fischer, âgé de 21 ans. Il se plaignait d'une orchite. Pressé de questions sur ses antécédents, il nous affirma qu'il n'avait jamais eu aucune maladie des organes génito-urinaires ; un examen attentif et minutieux nous démontra que le canal de l'urètre et la verge étaient partout dans un état parfaitement normal. Le malade nous assura aussi qu'il avait une vie très-réglée et ne se livrait à des excès d'aucun genre. Quelques jours auparavant, se trouvant à Carlsruhe, il avait ressenti une violente courbature. Après deux jours de repos au lit et des boissons sudorifiques, il avait éprouvé une amélioration notable, et s'était rendu à Strasbourg. Là, les mêmes phénomènes se reproduisirent : trois jours avant le moment où il nous appela, il avait eu une douleur vive au testicule gauche, suivie bientôt d'un gonflement prononcé de cet organe. Quand il fut soumis à notre observation, nous constatâmes les phénomènes suivants : inappétence, bouche pâteuse, langue recouverte d'un enduit saburral blanc jaunâtre ; un peu de fréquence dans le pouls ; peau chaude et halitueuse ; le testicule gauche a augmenté notablement de volume, la peau du scrotum est rouge, chaude, tendue ; le tissu cellulaire sous-jacent est engorgé et pâteux ; un peu de sérosité dans la tunique vaginale, où l'on sent de la fluctuation ; en arrière, le testicule paraît sain. La queue de l'épididyme offre un volume triple de l'état normal, elle est douloureuse à la pression ; l'engorgement paraît exister surtout dans le tissu cellulaire qui environne l'épididyme ; le corps de cet organe et sa tête sont douloureux aussi, mais présentent moins de tension. Le tissu cellulaire placé autour des éléments du cordon spermatique est empâté ; le canal déférent est sain.

Prescriptions : Repos au lit, tisane de mauve, bouillons, application de six sangsues sur le trajet du cordon ; cataplasme sédatif et émollient sur le scrotum.

Le lendemain 13, amélioration prononcée. Douleur moins vive, engorgement moindre, couleur de la peau scrotale presque naturelle.

Le 14, mêmes prescriptions, de plus 50 gram. huile de ricin.

Pendant ces deux jours, le malade obtient une transpiration très-abondante. Le 15, il commence à prendre des aliments. Le 18, l'empâtement a presque entièrement disparu ; les douleurs sont à peu près nulles ; il y a encore un peu de sérosité dans la tunique vaginale. Le 21, tout est rentré dans l'état normal, l'épanchement vaginal n'existe plus ; l'induration épididymique persiste, mais en voie de résolution. Le 24, F.... quitte Strasbourg. Je prescris un suspensoir et des frictions avec une pommade iodurée. Deux mois plus tard, l'induration de la queue de l'épididyme ne laisse plus de traces. Je pus m'en assurer en juillet 1840. F.... n'a jamais eu d'oreillons.

OBSERVATION II.

Orchite catarrhale analogue à la précédente ; guérison rapide de l'empâtement celluleux et de l'épanchement vaginal. Résolution de l'induration périépididymique après deux mois.

Le 5 mars 1841, M...., élève en médecine à Strasbourg, réclama mes soins pour une fièvre catarrhale intense dont il était atteint depuis la veille : elle était caractérisée par des douleurs dans les membres, de la chaleur à la peau, la fréquence du pouls, de la soif, de l'inappétence, un enduit saburral jaunâtre de la langue, du larmoiement ; face vultueuse, céphalalgie, vertiges, symptômes nerveux très-prononcés. Soupçonnant une fièvre éruptive, je prescrivis au malade de rester au lit, de ne prendre que des bouillons maigres, de la tisane d'orge avec un peu de tilleul ; une potion gommeuse.

Le lendemain au soir (6 mars), amélioration dans les symptômes généraux, gastricité prononcée, douleur au testicule gauche. En l'explorant, je reconnus de l'empâtement dans le scrotum, dont la peau était rouge, chaude, légèrement tendue.—Mêmes prescriptions ; cataplasmes émollients et sédatifs sur la tumeur.

Le 7, la fièvre a disparu, ainsi que les vertiges et l'état nerveux ; langue très-saburrale ; la tuméfaction des bourses a fait des progrès. Les douleurs sont plus fortes, elles remontent vers les aines en suivant le trajet de l'épididyme et du cordon spermatique, dont le tissu cellulaire périphérique est engorgé ; ces parties elles-mêmes sont tendues et dou-

2

loureuses à la pression.—Mêmes prescriptions ; deux grains tartre stibié : évacuations abondantes par les voies supérieures , deux selles le soir ; forte diaphorèse ; repos complet la nuit.

Le 8, gastricité diminuée ; l'orchite est moins douloureuse, quoique son volume ait augmenté ; épanchement notable dans la tunique vaginale, fluctuation. — Bouillon le matin, potage gras le soir ; huit sangsues au périnée, cataplasme continué, même tisane.

Le 9, la tuméfaction des bourses diminue ; l'épididyme et le cordon sont moins tendus.

A partir de ce moment, la résolution s'opère avec rapidité ; le malade prend des aliments légers. — 45 grammes huile de ricin.

Le 12, la peau du scrotum a repris sa couleur et sa souplesse ordinaires ; l'épanchement vaginal a presque disparu.

Le 16, tout est rentré dans l'état normal ; il ne reste qu'un peu d'induration autour de la queue de l'épididyme. Après un mois et demi, cet engorgement n'existe plus ; l'orchite n'a laissé aucune trace ; la résolution s'est opérée sous l'influence de quelques frictions iodurées. Ce jeune homme, que j'ai vu encore pendant deux ans, m'affirma, dès le début de sa maladie, qu'il n'avait jamais eu ni blennorrhagie ni affection vénérienne. Un examen très-attentif ne me fit reconnaître, dans la verge et l'urètre, aucune rougeur, aucune douleur, aucun écoulement. Rien de pareil ne se manifesta pendant que l'orchite diminuait, ni après sa guérison.

OBSERVATION III.

Oreillons et orchite catarrhale simultanés du côté droit. — Guérison prompte de l'orchite celluleuse et vaginale ; résolution de la périépididymite après trois mois.

Le 10 janvier 1844, je me rendis auprès de L. Bergmann, Suisse, âgé de 20 ans, garçon brasseur, habitant Strasbourg depuis huit mois. Ce malade, qui n'avait aucun état morbide des voies urinaires, ainsi que je m'en assurai, et qui m'affirma n'en avoir jamais eu, avait été atteint, le 4 janvier, d'une fièvre catarrhale gastrique très-prononcée.

Le 7, il avait ressenti au testicule droit une douleur vive, bientôt suivie de gonflement ; en même temps, une fluxion s'était faite sur les régions parotidienne , maxillaire, cervicale supérieure du même côté. La fièvre catarrhale avait beaucoup diminué à partir de ce moment, à mesure que la fluxion parotidienne et testiculaire avait fait des progrès.

Le 9, l'orchite étant très-douloureuse, B.... y plaça un cataplasme de mie de pain ; le mal augmentant encore, mes soins furent réclamés. Voici ce que j'observai : pas de fièvre, langue très-saburrale, inappétence, gonflement œdémateux avec un peu de douleur dans la région atteinte d'angine parotidienne ; un peu de salivation. Scrotum à droite tendu, très-rouge, chaud, douloureux ; œdème et empâtement du tissu cellulaire, s'étendant autour de l'épididyme et du cordon ; épanchement notable dans la vaginale., avec fluctuation ; douleur dans toutes ces parties, augmentant par la pression ; canal déférent normal.

Prescriptions : Deux grains tartre stibié, large cataplasme laudanisé sur le scrotum ; boissons diaphorétiques. — Vomissements copieux, une selle le soir ; transpiration abondante.

Le 11, amélioration dans l'état gastrique ; la résolution de l'angine parotidienne marche rapidement ; pas de changement dans l'orchite. — Application de dix sangsues (cinq au périnée, cinq sur le trajet du cordon);cataplasme continué, potages.

Le 12, l'orchite commence à décroître ; la résolution s'opère surtout du côté du scrotum.—Cataplasme, quelques aliments.

Le 13, 45 grammes huile de ricin, bouillon le soir ; cinq selles, la diaphorèse persiste.

Le 14, la résolution a fait des progrès ; le scrotum est à peu près normal, le cordon légèrement empâté ; engorgement assez prononcé autour de la queue de l'épididyme, douleur sous la pression. Plus de traces d'oreillons.

Le 16, B... reprend ses occupations habituelles, en se ménageant pour ses aliments et s'abstenant de boissons fermentées. — Suspensoir, frictions iodurées. Après deux mois, l'induration épididymique est à peine appréciable ; trois mois plus tard, son état est parfaitement normal.

2ᵉ série. *Résumé d'observations empruntées.*

OBSERVATION IV. (Bourges.)

Orchite au déclin de la fièvre catarrhale (neuvième jour). — Guérison au trente-septième jour.

G..., soldat, entra dans le mois de janvier à l'hôpital de Varsovie. Malade depuis trois jours, il avait une fièvre continue avec toux et symptômes gastriques. On lui administra un vomitif, des potions calmantes, la tisane stibiée ; il y eut une amélioration sensible le huitième jour. Le neuvième, fièvre nulle, gonflement du testicule gauche, avec douleur et chaleur. La tuméfaction augmente pendant trois jours, le testicule atteint le volume d'un œuf de dinde; scrotum rouge, tendu, douloureux; pas de fièvre, pas de toux, appétit.—Applications résolutives et sédatives. (Eau de Goulard, avec quelques gouttes de laudanum.) Persistance de cet état jusqu'au vingtième jour. Le trentième, le scrotum se détend, le testicule diminue de grosseur. Le gonflement est tout à fait dissipé le trente-septième jour.

OBSERVATION V. (Bourges.)

B..., caporal, est reçu en février, à l'hôpital de Varsovie. Il est atteint d'une fièvre catarrhale gastrique bien prononcée. Après l'administration d'un vomitif et un traitement analogue à celui du précédent, la fièvre diminue beaucoup et ne se montre que le soir. De légers aliments sont prescrits. Le septième jour, douleurs dans le testicule droit, qui se tuméfie le lendemain ; augmentation de son volume pendant trois jours ; scrotum distendu et rougeâtre, réappparition de la fièvre, qui semble dépendre de l'affection du testicule ; applications émollientes et opiacées. Le quinzième et le seizième jour, diminution de la douleur et de l'inflammation. Le gonflement diminue d'une manière progressive, mais le testicule ne revient à son état normal qu'après un mois et demi.

OBSERVATION VI. (Bourges.)

Analogue à la précédente ; petit abcès à la partie inférieure du scrotum.

B.... entra à l'hôpital de Varsovie, et offrit à peu près les mêmes symptômes. Seulement, dit Bourges, on vit apparaître chez lui, vers la fin de la maladie, une fluctuation à la partie inférieure et postérieure du testicule ; elle paraissait exister entre *le scrotum et la première enveloppe de cet organe* (dans le tissu celluleux sous-cutané). *Cette espèce d'hydrocèle* s'accrut pendant quelques jours et finit par être du volume d'une grosse noix. Il survint bientôt, à sa partie inférieure, une inflammation qui se termina par suppuration. Tout fut fini au bout de huit jours, et le malade sortit de l'hôpital parfaitement guéri [1].

OBSERVATION VII. (Groffier, Mémoire cité.)

Orchite catarrhale chez un rhumatisant, pendant une épidémie d'oreillons. — Fluxions successives vers l'hypochondre et la parotide du côté droit. — Guérison en neuf jours.

Un homme âgé de 45 ans, sujet à un rhumatisme des muscles sacro-lombaires, en fut délivré pendant une épidémie d'oreillons, par l'apparition subite d'une orchite. On appliqua sur le testicule de l'eau végéto-minérale. Le lendemain, l'engorgement testiculaire disparut, et une douleur très-vive se fit sentir dans l'hypochondre droit. Le troisième jour, une fluxion se déclara sur les glandes parotides et maxillaires ; elle occasionna un gonflement douloureux, de la gêne dans les mouvements de la mâchoire, et une salivation très-abondante ; en même

---

[1] Voir *Journ. de médecine* de Sédillot, tom. XXXI, 1808, pag. 54 et suiv.

-temps l'hypochondre revint dans son état normal. Une potion vomitive et des tisanes laxatives amenèrent la solution de la maladie au neuvième jour.

M. Ressiguier, pendant l'épidémie qu'il a décrite, a vu un fait du même genre sur un soldat du génie.

OBSERVATION VIII. (Ressiguier, pag. 28.)

Orchite catarrhale primitive pendant une épidémie d'oreillons.

Auguste Torrin, âgé de 18 ans, cultivateur, d'une bonne constitution et d'un tempérament lymphatique, entre le 20 mars à l'hôpital Saint-Éloi (salle Saint-Vincent, n° 5).

Le 8 du même mois, sa maladie avait débuté par des frissons, des douleurs vagues dans les membres et les articulations; il n'en continua pas moins ses travaux ordinaires. Cependant il survint beaucoup de malaise, de l'agitation pendant la nuit, et par moments des bouffées de chaleur.

Le 15, le testicule gauche devint douloureux, rouge, tuméfié, et acquit en moins de deux jours trois fois son volume. La marche était pénible, à cause des tiraillements déterminés par le poids du testicule sur le cordon spermatique. Le jour de son entrée, le malade avait encore de la fièvre. On chercha à déterminer si l'orchite n'était pas l'effet d'une métastase ou d'une maladie vénérienne; les renseignements donnés par le malade ne justifiaient aucun de ces diagnostics. On attribua l'orchite à la constitution épidémique qui régnait alors. Comme il n'y avait aucune indication urgente à remplir, et qu'il s'était établi une légère transpiration, on laissa à la nature le soin de faire la crise de la maladie. — Une infusion de tilleul, un régime léger, des cataplasmes émollients sur la tumeur, furent les seuls remèdes employés. Le malade sortit guéri le 26 mars.

OBSERVATION IX. (Desbarreaux-Bernard, pag. 7.)

L. Prout, jardinier, 31 ans, éprouve subitement, le 2 avril 1859, pendant l'épidémie d'oreillons, un malaise général, une fièvre et une céphalalgie intenses. Le docteur Estèvenet, appelé aussitôt auprès de lui, put le constater : la face était rouge, la peau brûlante, l'accablement tel, que P.... répondait aux questions avec beaucoup de peine.

Le 3 avril, aux symptômes précédents se joignit une douleur légère du testicule droit, avec tuméfaction et rougeur du scrotum. L'organe avait la forme d'un ovoïde parfaitement régulier, sans bosselures; l'épididyme était sain. M. Estèvenet crut d'abord à une orchite blennorrhagique. Le malade fut longuement interrogé, les organes génito-urinaires minutieusement explorés, le caractère purement catarrhal de l'orchite parfaitement démontré.

Application de sangsues sur le trajet du cordon, boissons délayantes; en quelques jours, la fièvre et l'orchite furent entièrement guéries, après avoir diminué d'une manière prompte et progressive, si bien que le malade put, le 10 avril, reprendre ses occupations.

Ainsi, dans huit jours, l'orchite (consistant, il est vrai, en une fluxion cellulo-scrotale) fut guérie en même temps que la fièvre catarrhale qui l'avait précédée, et dont les débuts avaient été si fortement accentués.

OBSERVATION x. (*Ibid.*, pag. 8.)

Orchite catarrhale chez un enfant de 13 ans. — Envahissement de l'épididyme.

M. H....., 13 ans et 1/2, éprouve, pendant quelques jours, de la pesanteur et de la douleur aux bourses. La douleur ayant augmenté, il avoue ses souffrances, et M. Desbarreaux-Bernard est appelé le 1er juillet 1859. Le testicule droit présente une tumeur parfaitement ronde, rénitente, douloureuse au toucher; elle est uniforme, sans bosselures; épididyme normal, peau scrotale légèrement rosée; le testicule droit descend plus bas que le gauche. Un léger état muqueux, avec fièvre, inappétence, soif, constipation, attestait l'influence de la constitution régnante. Le repos au lit, la chaleur du testicule entretenue avec de la ouate, des boissons délayantes, un régime sévère, suffirent pour combattre cette affection. Néanmoins, le repos au lit n'ayant pas été strictement observé, le gonflement du testicule envahit, vers la fin de la maladie, une portion de l'épididyme.

Le frère cadet du jeune H.... était, dans le même temps, atteint, du côté droit, d'un oreillon accompagné aussi d'un état muqueux très-prononcé.

§ 4. ORCHITE CATARRHALE CONSÉCUTIVE.

I. — L'orchite catarrhale consécutive (métastatique des auteurs), celle qui succède aux oreillons, n'est pas rare : nous l'avons vue plusieurs fois sous une forme épidémique ou sporadique ; on l'a rencontrée fréquemment dans les épidémies d'oreillons que tant de praticiens ont observées et que plusieurs ont décrites [1]. Aussi M. Murat a-t-il pu dire à ce sujet : « Il est aujourd'hui peu de médecins qui n'aient eu occasion de voir se

---

[1] Il serait facile de grossir beaucoup la liste déjà très-longue que nous

manifester dans certaines constitutions épidémiques ou après quelques accès de fièvre, des oreillons dont la disparition spontanée a été suivie d'une fluxion sur les testicules ; mais la plupart des praticiens donnent peu de détails sur cette singulière et quelquefois terrible maladie [1]. » Depuis le travail de Murat, les documents sont devenus plus nombreux et plus précis. Aux observations et aux écrits de Scrœckius [2], T. Laghi [3], Targioni Tozzeti [4], Rochard [5], Pratolongus [6], Borsieri [7], Hamilton [8], Binet [9], Groffier [10], Saucerotte [11], Richter [12], J.-P. et J. Frank [13], Chatard [14], nous pouvons ajouter ceux de Littré [15], Velpeau [16], Mangor [17], Dogny [18], Ressiguier [19].

---

ont donnée J. Frank. (*Pathol. méd.*, tom. V, pag. 32) et des auteurs plus récents qui ont écrit sur les oreillons.

[1] Murat; *Diction. de méd.* en 60 vol., tom. XXXVIII, pag. 132 (1819), art. OREILLONS.

[2] *Med. sept.*, l. VII.

[3] *Comment. bon.*, tom. I.

[4] *Prima raccolta d'osservazioni*, pag. 176.

[5] Journal de Vandermonde, tom. VII, pag. 379.

[6] Cité par Borsieri.

[7] Borsieri (Burserius) ; *Instit.*, tom. III, c. 15, pag. 270 et suiv.

[8] *Transactions of Edimburgh Society*, tom. II.

[9] Binet, médecin à Cazères, que J. Frank, par une singulière méprise, nomme le docteur Cozerez. (*Mém. de l'Acad. de Toulouse*, tom. I, pag. 86.)

[10] *Annales de Montpellier*, par Baumès, tom. VII.

[11] *Mélanges*, tom. II.

[12] *Princip. de chir.*, tom. IV (en allemand).

[13] J. Frank; *Path. méd.*, tom. V, pag. 34, col. 2.

[14] *Épidémie de Baltimore* (Journal de Sédillot.)

[15] M. Littré (trad. d'Hipp., tom. II, pag. 531) cite l'épidémie d'orchites consécutives aux oreillons observée à Grasse, en 1779, par Rossignoly. (*Journ. de méd.*, tom. LXIII, pag. 188.) Il la rapproche de celle qu'a décrite Hippocrate (*Épid.*, l. I). C'est d'après ses idées médicales et le sens de la phrase que M. Littré a adopté seul, et d'après le manuscrit *A*, la ponctuation que nous avons rejetée. La connaissance de l'*orchite catarrhale primitive* et des doctrines hippocratiques sur les relations sympathiques des organes respiratoires et génitaux, nous paraît fournir des arguments décisifs en notre faveur.

[16] *Dict. de méd.* en 30 vol., tom. XXIX, pag. 468. (*Épid. de Tours*, 1817.)

[17] *Acta Hafniens.*, tom. II.

[18] Journal de Sédillot, tom. CXIV, pag. 126.

[19] Mémoire cité.

II. — 1º *Symptômes généraux prodromiques.* — On trouve ici ceux de la fièvre catarrhale gastrique déjà décrits : malaise général, douleurs contusives dans les membres, frissons plus ou moins vifs et prolongés, interrompus par une chaleur intense ; pouls fébrile, céphalalgie, vertiges, congestion vers la tête, gastricité. La fièvre, suivant les cas, peut revêtir les caractères bilieux, inflammatoire, nerveux, rémittent, intermittent. (Voir les observations.)

2º *Symptômes locaux.* — Bientôt la fluxion se localise vers les régions parotidiennes et sous-maxillaires ; ces parties se tuméfient avec douleur, tension, rougeur, chaleur, gêne dans les mouvements, salivation ; la tumeur, bornée ordinairement à un seul côté, peut se porter successivement ou simultanément du côté opposé. La tumeur est un œdème actif plutôt qu'un phlegmon ; elle occupe le tissu cellulaire plus que le parenchyme glanduleux.

III. — Les symptômes généraux décroissent à mesure que la localisation fait des progrès, mais ils ne disparaissent pas. Après un ou plusieurs jours, une nouvelle localisation se réalise ; l'appareil testiculaire chez l'homme, les mamelles, les aines, les organes génitaux externes chez la femme, deviennent le théâtre d'une fluxion semblable à celle qui existait dans les régions parotidiennes et cervicales supérieures. L'orchite catarrhale apparaît telle que nous l'avons décrite, seulement elle est consécutive. Tantôt alors les oreillons s'effacent très-rapidement, tantôt ils diminuent seulement d'une manière progressive. On a dit souvent que les oreillons doubles produisent une orchite double, que les fluxions parotidienne et testiculaire existent du même côté ; l'observation prouve que cette correspondance si régulière n'est pas constante.

IV. — L'orchite consécutive ressemble, pour sa marche et ses terminaisons, comme pour ses symptômes [1], à l'orchite primi-

---

[1] «En examinant avec soin la tumeur des bourses, nous avons constaté qu'elle tenait en grande partie, sinon exclusivement, à l'engorgement

tive. Notons pourtant quelques différences que nous avons remarquées, et qui tiennent peut-être en partie au nombre beaucoup plus considérable des faits publiés.

1° Ravaton parle de la gangrène du scrotum, sans doute, dans une petite étendue : « J'ai vu maintes fois, dit-il, le gonflement des parotides disparaître du soir au matin, se porter sur les bourses, les gonfler et y causer une gangrène prompte. Cet accident est plus effrayant que dangereux. » Nous regrettons que Ravaton n'ait pas été plus explicite à propos d'une terminaison que nous n'avons pas retrouvée ailleurs.

2° Dans l'épidémie d'orchite consécutive observée par M. Dogny en 1828, sur les soldats en garnison à Mont-Louis (Pyrénées-Orientales), l'orchite consécutive fut constamment suivie de l'atrophie du testicule. Un fait aussi insolite attira l'attention de l'Académie de médecine, lorsque le mémoire de M. Dogny lui fut communiqué; elle en chercha sans succès une explication satisfaisante. On la trouverait sans doute dans l'ensemble des circonstances spéciales au milieu desquelles l'épidémie éclata.

---

du testicule. (M. Ressiguier ne désigne certainement point par ce mot le parenchyme de la glande séminale.) Son volume était augmenté, tantôt par l'infiltration du tissu cellulaire du scrotum, tantôt par un léger épanchement vaginal. La tuméfaction s'étendait souvent à l'épididyme et au cordon spermatique, qui devenait très-sensible au moindre tiraillement. Lorsque toutes ces circonstances étaient réunies, elles contribuaient à rendre le volume de la tumeur très-considérable; le scrotum était alors tendu, luisant, d'un rouge obscur ou violacé. La douleur y était en général modérée; mais quelquefois elle était vive, pongitive, et se propageait, suivant la direction du cordon, dans l'hypogastre et jusque dans les reins. Un militaire (salle Saint-Lazare, 30) souffrait tellement dans cette dernière région, que l'on crut d'abord à l'existence d'une phlegmasie de ces organes : une émission sanguine locale obtint le plus grand succès. » (Ressiguier, pag. 12.) Notre observation personnelle confirme l'exactitude de tous ces détails.

« Le déplacement ne s'est pas fait toujours sur le testicule du même côté, ainsi que l'avait vu Rochard; le contraire s'est présenté dans beaucoup de cas. (On est parfaitement certain aujourd'hui de ce fait mentionné par M. Ressiguier.) Le déplacement sur le testicule opposé est peut-être plus fréquent. Une seule fois nous avons vu les deux testicules engorgés, bien que très-souvent l'angine parotidienne eût été double. » (Ibid., pag. 12.) « Quelques malades ont affirmé que la tumeur des bourses avait apparu en même temps que les oreillons. » (Ibid., pag. 11.)

Mont-Louis est un plateau très-élevé où règne un froid intense pendant huit mois de l'année. Les soldats du 1er régiment d'infanterie légère, dont parle M. Dogny, sortaient de leurs chambres largement chauffées, pour se livrer à des exercices pénibles et prolongés, dans des champs de manœuvre où soufflait un vent glacial venant de montagnes couvertes de neige ; ils rentraient dans leurs chambres, où ils trouvaient une température très-élevée. Ces variations constantes donnèrent naissance à une fièvre catarrhale qui détermina d'abord une fluxion sur les régions maxillaire et cervicale : 87 malades eurent, après deux ou quatre jours de fièvre, des parotides d'un seul côté ou des deux ; 27 sujets sur 87 (c'est-à-dire le tiers environ) furent atteints d'orchite : 4 d'entre eux eurent une orchite double consécutive à des oreillons bilatéraux ; les 23 autres eurent des orchites d'un seul côté. Le gonflement testiculaire ne présenta pas une grande intensité ; la maladie se montra sous des formes bénignes et céda rapidement à une médication peu énergique ; elle eut néanmoins pour conséquence l'atrophie de la glande ou des deux glandes séminales, chez les 27 soldats. On doit être disposé à reconnaître ici l'influence du froid prolongé qui, dans d'autres cas, a produit, au point de vue de l'atrophie, des effets du même genre.

3o Dans les épidémies dont nous nous occupons, on a vu plusieurs fois la fluxion se porter, alternativement et à diverses reprises, des parotides sur la région testiculaire, et de celle-ci sur les parotides, de manière à offrir une série d'orchites et d'oreillons.

4° Quelquefois la fluxion se fait sur l'estomac, primitivement ou consécutivement, amenant des vomissements et des douleurs épigastriques ; d'autres fois on voit apparaître vers le cerveau une fluxion dangereuse ou même mortelle. (Voir les observations.)

V. *Métastase* [1]. — On a généralement invoqué la métastase

---

[1] « Au moment où l'orchite s'est manifestée, plusieurs individus ont éprouvé une recrudescence dans les symptômes fébriles (renouvellement du mouvement fluxionnaire général) ; chez d'autres, la métastase a été

pour expliquer l'orchite consécutive aux oreillons. Mais ne doit-on pas tenir aussi compte de la disposition ou de l'élément fluxionnaire qui accompagne les fièvres catarrhales? Quand la localisation parotidienne, les sécrétions salivaires, la transpiration alvine, ne suffisent point pour épuiser la fluxion, la fièvre persiste encore, et une fluxion nouvelle se réalise sur la région testiculaire, en revêtant toujours les mêmes caractères. C'est ainsi que la variole produit fréquemment des orchites d'une nature plus inflammatoire, comme le prouvent les observations de M. Béraud ; c'est ainsi que le rhumatisme provoque des mouvements fluxionnaires d'une nature rhumatismale bien déterminée sur les muscles, les articulations, le cœur, les membranes séreuses ; sur les tissus cellulo-séreux, fibreux ou musculaire des bourses, de l'épididyme, du canal déférent, du testicule ; ce dernier point a été mis en évidence dans le mémoire remarquable de M. Bouisson sur l'orchite rhumatismale. Le rhumatisme atteint de même la glande parotide, et amène la parotidite rhumatismale, dont nous pourrions citer plusieurs exemples.

On demandera sans doute pourquoi, dans les épidémies catarrhales épidémiques caractérisées par des oreillons, on rencontre si souvent des orchites ; pourquoi elles sont surtout consécutives.

Nous invoquerons, sur le premier point, les analogies de structure et de fonctions des appareils salivaires et génitaux : il y a, de part et d'autre, du tissu cellulaire abondant, des enveloppes fibreuses, des glandes conglomérées. Quant au second point, nous ferons remarquer, avec Hippocrate, que ces fluxions, dans leur marche naturelle, procèdent des parties supérieures vers les inférieures, ainsi qu'on le voit dans les catarrhes et les fièvres éruptives (variole, scarlatine, rougeole, etc.). La question est complexe ; l'analyse peut en apprécier les divers éléments.

VI. La nature de cette orchite, comme celle des oreillons, est

___

précédée de douleurs à l'épigastre (fluxion épigastrique) ; chez quelques-uns, enfin, elle a eu lieu presque à leur insu. » (Ressiguier, pag. 11.) Voyez ce que dit Barthez sur l'orchite métastatique consécutive aux oreillons. (*Nouv. élém.*, tom. II, pag. 17.)

évidemment catarrhale, même sous ses manifestations phlogistiques ; tout le démontre : ses causes, ses symptômes, sa marche, ses terminaisons. La fluxion s'opère d'abord sur le tissu celluleux et séreux des bourses ; elle ne s'étend que consécutivement aux tissus périfuniculaire et périépididymique ; c'est par la suite aussi qu'elle revêt les modes sub-inflammatoire ou phlegmasique.

Cette pensée n'a pas échappé à ceux qui ont pu l'observer; ils y ont tous été conduits, et l'ont exprimée d'une manière plus ou moins heureuse. « Quoique nous nous servions du mot *orchite*, ce n'est pas que la tumeur fût toujours de nature inflammatoire ; dans quelques cas elle a bien pris ce caractère, mais fréquemment elle n'était constituée que par un état fluxionnaire de ces parties, lequel pourtant aurait pu dégénérer en une inflammation franche , s'il n'eût pas été combattu par un traitement convenable. Aussi, soit qu'on ait employé une méthode naturelle, soit qu'on ait eu recours aux anti-fluxionnaires dérivatifs ou révulsifs, la tumeur s'est toujours terminée par résolution..... Les orchites se comportent par rapport au testicule, comme les oreillons par rapport aux parotides. » (Ressiguier, p. 13 et 11.)

VII. Les indications se tirent sans peine de tout ce qui a été dit jusqu'ici. On doit, autant qu'on le peut, combattre la fluxion, en traitant l'état catarrhal lui-même par le repos au lit, des boissons adoucissantes et sudorifiques, un régime sévère ; des évacuants, s'il le faut, par les voies supérieures d'abord, puis par les inférieures ; la ouate sur le scrotum ou des cataplasmes émollients et sédatifs, à une douce température seront utilement employés. On empêchera le plus souvent ainsi, la périépididymite et l'état phlegmasique ; s'ils surviennent, ce qui est fâcheux, les émissions sanguines locales seront fréquemment indiquées. Si l'induration épididymique persiste, les résolutifs seront à leur tour avantageux. Le caractère spécial que la fièvre peut revêtir, devra être pris en considération ; la périodicité a réclamé quelquefois l'administration du quinquina.

ÉTUDES SUR L'INFLAMMATION.

IIᵉ LEÇON.

NOUVELLES ÉTUDES SUR L'INFLAMMATION EN GÉNÉRAL [1].

Avant de continuer l'étude de l'orchite catarrhale et de commencer celle des orchites plus spéciales, plus spécifiques (orchites rhumatismales, blennorrhagiques, varioleuses, syphilitiques, etc.), nous devons exposer en peu de mots nos doctrines sur l'inflammation.

Les idées que nous avons sur ce sujet, ont germé dans notre esprit au début de notre carrière médicale. Elles sont nées de la nécessité où nous nous trouvions de coordonner et de concilier les théories diverses enseignées par nos maîtres, Delpech, Lallemand, Dugès, Dubrueil, Lordat, F. Bérard, etc. Nous arrivâmes ainsi rapidement à un éclectisme dont les principaux résultats ont été consignés d'abord, de 1827 à 1833, dans quelques-uns de nos mémoires et dans des thèses soutenues par plusieurs de nos condisciples qui étaient en même temps nos élèves. Nous en avons formulé nettement les dogmes fondamentaux en 1833, dans notre dissertation inaugurale pour le doctorat [2] ; nous les avons développés dans nos cours à Strasbourg (1836 à 1846), à Montpellier (1846 jusqu'à ce moment) ; nous y sommes revenu souvent dans des écrits plus ou moins étendus.

Toutes les recherches positives qui ont été faites postérieurement à nos premières publications, nous ont paru les confirmer.

---

[1] Leçon recueillie par M. Cauvy.
[2] *Essai sur l'anatomie pathologique du système osseux*, août 1833 ; Montpellier.

On ne nous accusera pas d'avoir copié celles qui se rapprochent des nôtres , lorsqu'il nous sera facile de démontrer notre antériorité.

L'inflammation est un sujet vaste, important, difficile; il a fixé, à toutes les époques, l'attention des médecins. Son étude et celle de son histoire contiennent les plus utiles enseignements.

« L'inflammation préside, dans l'économie, à tant d'actes curatifs ou désorganisateurs, qu'on peut répéter, après Richter, qu'il n'y a pas une maladie chirurgicale où elle ne soit cause, symptôme ou effet; on soutiendra même d'une *manière encore plus générale,* qu'on dirait de l'inflammation, avec plus de raison que de la fièvre , qu'elle vient avant, pendant, ou après toutes les maladies. » (F. Bérard, *Dict. de méd.* en 30 vol., tom. XVI, pag. 403.)

Cette phrase doit être regardée comme l'expression trop accentuée d'un fait très-certain ; en la resserrant dans ses justes limites, on constate le rôle prédominant de la phlogose dans la pathologie entière.

Néanmoins , quoique les phlegmasies se présentent à chaque instant sous nos yeux , elles s'y montrent avec des formes si diverses , elles offrent des variétés si nombreuses relativement aux causes qui les produisent, au siège qu'elles occupent, à leur marche , leur type , leurs conséquences , leurs terminaisons , leurs effets, leur thérapeutique , etc. , qu'on a bien de la peine à remonter jusqu'à leur caractère fondamental, jusqu'à leur nature intime : on n'y parvient qu'après des efforts longs, persévérants, dirigés par une méthode précise, rigoureuse.

L'inflammation se manifeste dans tous les organes, dans tous les tissus vivants (vasculaires ou privés de vaisseaux) ; elle pénètre dans tous leurs éléments constitutifs ; elle naît sous l'influence des agents les plus dissemblables (le froid et le chaud , la section des nerfs et leur irritation , des excitants physiques, chimiques, vitaux, les poisons, les miasmes, les venins , les virus, la compression , la déclivité) ; elle est favorisée par la force ou par l'asthénie, par l'anémie ou par la pléthore, par le tempérament sanguin et par la constitution lymphatique ; elle accompagne

tout à la fois les diathèses rhumatismale, dartreuse, scrofuleuse,
syphilitique, etc. Les phlegmasies sont aiguës ou chroniques,
intermittentes, rémittentes, continues, franches, spéciales, spécifiques; avec fièvre ou apyrétiques; consécutives aux divers états
fébriles qu'elles précèdent, provoquent ou produisent dans d'autres circonstances; elles sont très-limitées ou très-étendues, circonscrites, disséminées, diffuses, et en quelque sorte infiltrées
dans l'intimité des tissus. Tantôt permanentes et tenaces, elles
adhèrent aux organes et à l'organisme, qu'elles ne semblent plus
vouloir abandonner; tantôt inconstantes et fugitives, elles les
effleurent et les quittent provisoirement ou pour longtemps avec
une étonnante rapidité.

L'inflammation ramollit les tissus, diminue leur cohésion jusqu'à la diffluence, à la liquéfaction, à la fonte; mais elle augmente
aussi leur consistance jusqu'à ses plus hautes limites; elle les
détruit et les ulcère comme elle les répare, les reconstitue, les reproduit; elle les atrophie et les annihile, et elle les hypertrophie;
elle amène des épanchements et elle les limite; elle provoque
des hémorrhagies et elle les arrête; elle produit des difformités
et elle les corrige; elle est, comme on l'a dit, le médecin de la
nature ou le plus terrible instrument de destruction, moyen unique
de salut ou cause inévitable de mort.

Les mêmes contrastes se retrouvent dans sa thérapeutique. On
la combat avec avantage par les antiphlogistiques directs et les
sédatifs (émissions sanguines, émollients, narcotiques, les réfri-
gérants, la compression); on lui oppose avec succès les excitants,
les caustiques. On en triomphe au moyen des contro-stimulants;
on s'adresse avec raison aux substitutifs; on obtient de merveilleux
résultats à l'aide des médications spéciales et spécifiques em-
ployées isolément ou sagement associées.

En portant leur attention d'une manière exclusive sur un ou
plusieurs des divers documents que nous venons d'indiquer, et
qui appartiennent tous à l'expérience journalière, les médecins
ont imaginé, durant bien des siècles, relativement à l'inflammation, des théories plus ou moins ingénieuses, fort différentes,
souvent opposées, reproduites tour à tour sous des formes pro-

gressivement modifiées et rajeunies, célébrées avec enthousiasme, attaquées avec acharnement, acceptées pendant un certain temps d'un accord presque unanime, rejetées ensuite par un accord tout aussi universel, et plongées dans un oubli complet, jusqu'au moment où on les voyait reparaître entourées d'une nouvelle faveur.

Depuis trente ans environ, nous nous sommes montrés plus sages. Sans renoncer à des théories qui rappellent au fond celles de nos prédécesseurs, et qui ne sont guère moins diverses, l'on s'est livré, pour les soutenir ou pour les combattre, à des recherches expérimentales multipliées, précises, minutieuses, poursuivies dans toutes les directions (étiologie, symptomatologie, anatomie et physiologie normales et pathologiques, histologie, thérapeutique); on a mis à profit toutes les ressources offertes par les progrès des sciences physiques et naturelles, et l'on a ainsi accumulé une masse imposante de matériaux précieux qui n'ont besoin que d'être bien explorés, complétés, mis en ordre, consciencieusement interprétés, pour conduire sans effort à une théorie simple, large et vraie, susceptible d'embrasser et d'expliquer tous les faits positifs et définitivement acquis.

A côté des travaux relativement anciens de Stahl, Bordeu, Hunter, Borsiéri, Barthez, Pujol, Grimaud, J. Bürns, Müller (J.-G.), etc., nous placerons les études plus récentes de Vacca, W. Philips, E. Home, Abernethy, Broussais et son École, Thomson, Scarpa, Paletta, Delpech, Lallemand, Dugès, F. Bérard, Bousquet, Valat, Hastings, Kaltenbrunner, Magendie, Leuret, Dubois (d'Amiens), Lobstein, Trousseau, Bouillaud, Büchez, Meckel, Gendrin, etc., et nous insisterons plus spécialement sur les recherches tout à fait contemporaines d'Andral, Cruveilhier, Flourens, Becquerel, Fauvel, Graves, B right, Rayer, Vogel, Lebert, Küss, Reinhardt, Gluge, Bruch, J. Müller, Schwann, Schleiden, Paget, Simon, Adisson, Brücke, Broca, Maquet, Sanderson, Henle, Warton-Jones, Schrœder Van der Kolk, Rehnfeld, Gerdy, A. et P. Bérard, Denonvilliers, Lehmann, Reichel, Virchow, Kölliker, Morel, Gübler, Monneret, Robin, Cl. Bernard, Velpeau, Grisolle, Guéneau de Mussy, Bergeron,

Bouisson, Courty, Benoît , Pouchet , Guérin, Malgaigne, Rilliet et Barthez, Laboulbène, Masse, etc.

Les principales théories en vogue dans ce moment ne sont par exemples des antagonismes déjà signalés; elles se heurtent et luttent encore, prétendant, chacune de son côté , au monopole exclusif de la vérité; cependant on est heureux de constater qu'elles peuvent s'accorder sur plusieurs points fondamentaux. Les questions en litige se circonscrivent, le terrain de la discussion se limite et se ramène à un petit nombre de problèmes majeurs que l'observation peut atteindre, et dont elle donnera la solution dès que l'on voudra , franchement et sans arrière-pensée, se soumettre à son arbitrage. Ici, chacun peut voir par lui-même, sans subir le joug et les entraînements toujours imposants des grands noms et des puissantes autorités.

Nous rencontrons dans les doctrines régnantes, les systèmes des nervosistes, des vascularistes, des cellularistes (qu'on nous passe ces dénominations un peu barbares); ils nous offrent des divisions et des subdivisions secondaires; mais nous reconnaissons qu'ils admettent tous, dans la phlogose, deux périodes nettement accentuées , unies entre elles par d'incontestables liens. Dans la première période, les sucs nutritifs se montrent en plus grande abondance, par suite de la fluxion ou de la congestion (état hyperémique ou mieux hyperplasmatique); dans la seconde période (plastique) , un travail plastique s'établit et poursuit ses évolutions variées et nombreuses. Ce travail consiste dans des sécrétions tantôt plus ou moins analogues à l'état normal, tantôt plus ou moins éloignées de ses modes habituels; ou bien il atteint les actes producteurs (génésiques) ou nutritifs (trophiques), modifie les tissus dans leurs propriétés physiques, chimiques, leurs facultés vitales, et change plus ou moins profondément leur constitution intime. Alors apparaissent des atrophies ou des hypertrophies, des hyperplasies ou des dysplasies hétérotopiques, hétéro-chroniques , etc.; alors se montrent à la fois ou successivement des destructions ou des créations de divers genres, des disparitions , des substitutions, etc., contemporaines, coexistant en plusieurs lieux , ou séparées par des périodes plus ou moins prolongées, etc. Tous ces modes plastiques ou dysplasiques se manifestent non-seulement dans les solides, mais aussi dans les liquides éminemment vivants, qui peuvent aussi être considérés comme des tissus fluides, ainsi que l'avaient reconnu Galien et Bordeu. Tous ces actes pathologiques suivent, dans leur accomplissement, les lois générales que la physiologie constate dans l'état normal ; on peut saisir certains modes qui unissent par voie transitoire l'état hygide et l'état morbide, de telle sorte que les barrières longtemps placées entre la physiologie et la pathologie s'abaissent peu à peu sans s'effacer entièrement, et que ces deux branches d'une même science viennent se donner la main, se prêter mutuellement leur concours légitime, s'éclairer réciproquement de toutes leurs lumières. Le débat principal porte sur ce que M. Lordat a, depuis longtemps, nommé le phénomène initial. Réside-t-il dans une modification nerveuse primitive (sensitive, vaso-motrice, plastique)? Peut-il surgir dans le système vasculaire (à sang coloré, à sang blanc, à plasma sans globules), indépendamment de l'influence nerveuse? Atteint-il avant tout la cellule ou le tissu intercelluleux? La lésion plastique est-elle le fait dominant, quelle est sa nature?

Quel est le rôle respectif des exsudats et des cellules? Quels sont leur nature, leur mode de composition, leurs rapports, leurs différences, leur vitalité, leurs manières d'agir?

Ces questions, qui préoccupent vivement les esprits en ce moment, ont attiré fortement notre attention dès le début de nos études médicales, car elles étaient successivement discutées par nos maîtres et par nos condisciples, à mesure qu'elles commençaient à poindre à l'horizon. Fidèle aux traditions de notre École, nous nous sommes efforcé de les résoudre toutes, en les faisant rentrer dans une doctrine éclectique, sévèrement expérimentale et rationnelle tout à la fois, qui pût en réunir tous les éléments, en donnant à chacun sa place et son étendue légitimes, sans en éliminer aucun, sans le mutiler, mais aussi sans lui accorder des proportions exagérées, de manière à absorber et à effacer tous les autres. Nous allons exposer rapidement cette théorie, qui depuis plus de trente-cinq ans forme la base de nos publications et de notre enseignement; nous nous sommes borné à la développer, à l'étendre, à la perfectionner, en marchant dans la voie du progrès scientifique.

Pour nous, l'inflammation est un état morbide caractérisé par une modification synergique de toutes les facultés vitales d'un organe, d'un tissu, de tous leurs éléments constitutifs. Cette modification consiste dans l'augmentation, la diminution, la perversion de ces facultés (sensibilité, caloricité, motilité, force plastique) et de leurs différents modes. Démontrons cette proposition par des faits simples, manifestes, que chacun de nous peut voir et vérifier chaque jour.

CHAPITRE III.

INFLAMMATION DES TISSUS VASCULAIRES.

ARTICLE Ier. Lésions de la sensibilité, de la caloricité, de la motilité.

§ Ier. Ce qui frappe d'abord dans une partie enflammée, c'est la douleur, la chaleur, la tumeur, la rougeur : *douleur*, c'est-à-dire exaltation et perversion de la *sensibilité générale* [1]; *chaleur*, modification analogue de la *caloricité*; *tumeur*, causée par une modification de la *motilité*, qui détermine l'accumulation d'une *quantité* plus considérable de sang coloré [2]; cette accumulation est aussi l'un des éléments de la *rougeur*.

§ 2. Dans les fonctions *publiques* [3] des parties enflammées, nous trouvons des modes du même genre; les sensibilités spé-

---

[1] La douleur est une perversion de la sensibilité unie à son exaltation; car, dans les sensations voluptueuses, il y a aussi sensibilité exaltée, et pourtant on ne saurait les classer parmi les douleurs.

[2] Il y a deux espèces de sang : le sang coloré (en rouge ou en brun), sang hématique (artériel, veineux), et le sang blanc, lymphatique ou leucosique.

[3] Galien divise, comme on le sait, les fonctions en *privées* et *publiques* : la nutrition propre à chaque organe est une fonction *privée*, la *digestion* est une fonction publique.

ciales, les motilités, sont en général diminuées ou perverties. Dans l'ophthalmie, on constate une photophobie douloureuse, la diminution des perceptions visuelles , des hallucinations optiques (étincelles, colorations rouges), la difficulté des mouvements oculaires. Dans l'otite , il y a une perception des sons faible et confuse, des paracousies (tintements, bruits de cloche, de souffle). Dans le coryza , l'olfaction se perd ou se change en sensations anormales. L'angine s'accompagne de gêne dans la déglutition ; la bronchite, de toux, d'expectoration pénible ; la myosite , de faiblesse dans les mouvements, de lassitudes, de contractions irrégulières. Les lésions de la motilité seront étudiées dans leurs divers modes, leurs différents siéges.

ARTICLE II. — LÉSIONS DE LA FORCE PLASTIQUE.

§ 1er. *Lésion des sécrétions* (plasticité sécrétoire). —Une partie peut être rouge, chaude, tuméfiée, douloureuse, sans être encore enflammée; on le voit sans peine sur un doigt fortement serré par un lien : il y a congestion, l'inflammation n'existe pas encore.

Mais dans un organe enflammé, les sécrétions ne tardent point à être lésées. D'abord, les tissus malades cessent d'absorber et de sécréter ; plus tard ils laissent échapper avec abondance des liquides clairs, séreux, qui s'épaississent progressivement et changent de nature.

Dans la conjonctivite, l'œil est sec et brûlant ; il devient humide et larmoyant; un fluide clair, âcre, s'en échappe et excorie les tissus cutanés sur lesquels il se répand ; il se montre peu à peu plus dense, jaunâtre, muqueux, purulent (chargé de leucocytes purulents).

Mêmes phénomènes dans le coryza, l'otite externe, etc. Dans la stomatite mercurielle, la bouche est sèche; la langue, les gencives, les glandes salivaires, les follicules muqueux, sont rouges, chauds, tendus, gonflés, douloureux ; on perçoit un goût métallique : bientôt le ptyalisme s'établit, et les sécrétions subissent une série de modifications analogues à celles que nous venons d'indiquer. La bronchite, dans ses premières périodes, se manifeste par la sécheresse des surfaces phlogosées ; on observe ensuite une expuition séreuse qui se convertit en une expectoration grasse, muqueuse, parfois purulente.

Dans le phlegmon, on note d'abord l'œdème dans les parties superficielles, tandis que plus profondément il y a épanchement de sérosité, de lymphe plastique, etc.

Dans la pleurésie, la séreuse, sèche dès le commencement, est peu à peu humectée par un fluide séreux ; arrivent plus tard des épanchements plastiques, purulents, etc.

Quand on suit pas à pas le développement d'une pustule variolique, on voit d'abord une papule qui se renfle en vésicule séreuse, passe à l'état de vésicule séro-purulente, pour se remplir enfin de globules purulents, etc. ; les leucocytes purulents apparaissent.

§ 2. *Lésion de la force plastique nutritive et génésique (ramollissement, induration, etc.).* — L'inflammation atteint aussi les tissus dans leur structure intime ; elle modifie leur consistance, leur cohésion, leur densité, etc., et exprime ainsi, par des altérations physiques et fonctionnelles, les changements nombreux qu'elle leur fait subir.

On vous parle chaque jour d'*inflammation adhésive, suppurative, ulcérative, ramollitive et indurative, atrophique et hypertrophique*, etc. Toutes ces dénominations expriment des faits positifs dont nous devons préciser la valeur :

1° Toute inflammation *détermine dans la nutrition des parties, des modes tels que leur cohésion diminue (ramollissement), ou qu'elle augmente (induration)* ;

2° Le *ramollissement* peut être *poussé jusqu'à la diffluence, la liquéfaction, la résorption (ulcération)* ;

3° L'*induration* peut passer *par tous les degrés, jusqu'à l'état osseux ou crétacé* ;

4° *L'atrophie* peut *faire disparaître* une *partie tout entière*, de même *que l'hypertrophie* peut *lui faire acquérir des dimensions considérables.*

5° *Toutes ces altérations pathologiques suivent des lois*

analogues à celles que l'on observe physiologiquement dans la formation, la nutrition, les évolutions normales ;

6° *Il existe une association synergique des modifications sensitives, motrices, calorifiques, soit entre elles, soit avec les modifications plastiques; cette association s'observe dans les solides, les fluides, leurs éléments les plus intimes.* Disons quelques mots sur ces propositions.

I. *Ramollissement.* — Le ramollissement, la malacie, est un fait constant dans toute inflammation, du moins dans toute phlogose aiguë. Cette proposition découle des premières recherches de Delpech, Lallemand, Dupuytren, Cruveilhier; elle a été démontrée et développée dans une foule de travaux ultérieurs. Nous y avons déjà insisté longuement dans notre thèse (1833), à l'occasion des phlegmasies du système osseux et de ses dépendances.

Dans l'encéphalite, la myélite, la névrite, la myosite, l'inflammation des séreuses, des muqueuses, de la peau, des glandes, des os, de leur périoste, de la membrane médullaire, des cartilages, des fibro-cartilages, des ligaments, des vaisseaux (artériels, veineux, lymphatiques), des parenchymes (poumons, foie, rate, reins), de l'utérus, des testicules, des ovaires, etc., un des premiers phénomènes, qui ne manque jamais dans la phlegmasie aiguë, qui n'est pas toujours appréciable dans l'état chronique, c'est la diminution de la cohésion des tissus; elle les atteint dans la profondeur de leurs molécules intégrantes.

Le cerveau devient mollasse et se liquéfie; les membranes sont friables et finissent par offrir une sorte de gélatinification ; les poumons, plus denses, imperméables, se déchirent sous le doigt qui les presse; les vaisseaux s'éraillent sous l'impulsion de l'ondée sanguine; les ligaments cessent d'affermir les extrémités articulaires qu'ils unissent, etc.

Le phénomène important que nous signalons peut être bien suivi en détail dans le système osseux et ses dépendances; c'est là surtout que nous l'avons tout d'abord plus spécialement étudié.

Dans les os affectés d'inflammation récente, à ses premiers degrés, on s'assure sans peine que les lamelles constituant, par leurs arrangements divers, les substances compacte, réticulaire, celluleuse, etc. (de Gerdy), sont plus minces, plus écartées, moins consistantes que dans l'état normal; tous les espaces interlamelleux, sans excepter ceux qui correspondent aux cellules osseuses de Virchow (ostéoplastes), aux canalicules de Havers, sont manifestement amplifiés; les lamelles sont plus molles, plus fragiles; les vaisseaux, très-injectés, très-distendus, sont aussi plus friables, ainsi que tous les tissus conjonctifs et leurs dérivés appartenant à la moelle et à l'os affecté; ceci est surtout très-marqué dans le périoste. L'ostéite est tout à la fois hyperémique, raréfiante, ramollissante ou malacique.

Ce ramollissement se lie à une modification positive dans la constitution chimique de l'os : les sels calcaires y sont moins abondants, et le parenchyme gélatineux (ostéine) a perdu de sa consistance. Des changements analogues peuvent être constatés dans tous les ramollissements inflammatoires des divers tissus; ils contribuent, pour leur part, à la production de la malacie et à la perversion des actes fonctionnels.

Le ramollissement des os par la phlogose peut, comme pour beaucoup d'autres tissus, revêtir des modes très-divers suivant ses différentes périodes. Dans les commencements, il est dû à la diminution des sels, à une sorte de diffluence du parenchyme organique, à des épanchements liquides (séreux, séro-sanguinolents, sanguins, etc.); plus tard, il faut tenir compte de la formation du pus, des apparitions graisseuses (ramollissement gras inflammatoire, etc.) : tout cela peut aussi s'étudier avec fruit dans les pneumonies (hépatisations rouges, grises, etc.); dans les hépatites, les splénites, les néphrites, les inflammations des cartilages, des muscles; les arthrites, les tumeurs blanches articulaires, etc.

Pris dans son sens purement étymologique, le mot ramollissement indique un simple changement dans la cohésion d'un tissu; mais quand on analyse la chose même qu'il représente, on s'aperçoit qu'il s'agit d'un objet très-complexe, qu'il y a, là-dessous, des processus multiples et variés. La cohésion diminue par la perte de quelques éléments solides, par l'infiltration de certains liquides, par des substitutions d'éléments doués d'une consistance moins considérable, de sorte qu'un même organe peut exprimer, par son ramollissement, des modifications de texture légèrement accentuées, ou si profondes qu'il n'y a plus rien en lui de ce qu'on y trouvait primitivement. L'os se ramollit dans le rachitisme et l'ostéomalacie, dans l'ostéite hyperémique, dans les infiltrations purulentes et tuberculeuses, dans la malacie graisseuse, etc.; et pourtant, que de différences ne constate-t-on pas, à une foule de points de vue, dans la nature de ces ramollissements, qui se rattachent également à des phlegmasies ou à des modes morbides qui ne leur ressemblent pas ! Ce sujet exige donc des explorations minutieuses auxquelles on s'est livré depuis plusieurs années, que nous avons poursuivies depuis longtemps, et que nous aurons à exposer, en les examinant dans les principaux organes, dans les tissus fondamentaux. Nos recherches sur le tissu osseux et ses dépendances nous serviront de type et de point de départ.

II. *Atrophie.* — Nous pourrons faire des remarques analogues relativement à l'atrophie. Celle-ci est également un travail destructeur. De même que le ramollissement peut conduire à l'ulcération, de même l'atrophie peut aboutir à une disparition complète : l'absorption se place ici au premier rang. L'atrophie est absolue ou relative, simple, hypoplasique, dysplasique ; la substitution y joue aussi un rôle important.

Tantôt l'atrophie dépend de l'hypertrophie de certains éléments normaux qui atrophient tous les autres ; tantôt elle est due à l'apparition d'éléments étrangers à l'organe dans son état normal ; tantôt elle porte sur les parois des cellules ou sur leur contenu, d'autres fois sur les liens intercellulaires : le ramollissement la précède, ou bien l'on ne saurait le constater, etc. Quant à son origine, elle est loin d'être toujours phlogistique. Nous avons étudié d'abord les atrophies dans le système locomoteur (os, muscles, cartilages, ligaments) et dans le testicule [1]; nous les avons suivies pas à pas dans toutes leurs évolutions; nous avons retrouvé ensuite les mêmes lois dans toutes les atrophies, quel que fût le siége qu'elles fussent venues occuper. Nos recherches sur les oies soumises à l'engraissement artificiel, nous ont fourni des résultats intéressants , ainsi que l'examen de ce qui se passe dans des membres entiers envahis par le tissu érectile.

III. *Induration* (sclérose). — Celle-ci est, dans l'inflammation, un phénomène plus durable que le ramollissement. Elle lui succède quand la phlogose persiste pendant un certain temps ; elle peut aussi l'accompagner ou même la précéder, et présente une aussi grande complexité. Elle est produite par l'augmentation des éléments les plus consistants d'un tissu, par la résorption de ceux qui ont moins de densité, par une adhésion plus intime des éléments constitutifs, par la solidification d'épanchements mous ou liquides, par certaines substitutions, etc. En tenant simplement compte de la couleur, de la consistance ou de la densité des parties indurées, on a admis des indurations rouges, blanches, etc., fibreuses, osseuses, calcaires, etc.; l'examen microscopique et chimique , les expérimentations physiologiques , nous permettront de porter dans leur étude une plus grande précision. L'induration se rencontre dans l'inflammation rétractive de

---

[1] Le testicule s'atrophie, en général, d'une manière partielle dans le varicocèle; son atrophie est quelquefois complète; elle peut se manifester aussi alors sous une forme aiguë ; l'organe séminal est résorbé en quelques jours. Pott en a rapporté des exemples. Après l'opération du varicocèle, il n'est pas rare de voir la glande séminale recouvrer ses caractères physiologiques et la plénitude de ses fonctions. Des phénomènes analogues se produisent après l'orchite. Les tissus les plus actifs détournent le fluide nutritif à leur profit, et aux dépens de ceux dont la vitalité et le fonctionnement languissent. Nous avons plusieurs fois observé anatomiquement le mécanisme en vertu duquel ces phénomènes s'accomplissent; leur explication n'est pas difficile. Nous avons rencontré des cas dans lesquels des portions considérables du tissu osseux ont été résorbées, après des contusions, sans exfoliation, sans résidu; ce sont de véritables ostéotyloses.

Gerdy, qui donne aux parties plus de tension, plus de consistance.

IV. L'*hypertrophie* se place naturellement à côté de l'induration. Comme cette dernière, comme l'atrophie, elle a des modes multiples, tels que l'hypertrophie simple, l'hyperplasie, les substitutions hétérotopiques, hétérochroniques, etc...; tantôt elle dépend de l'organisation des exsudats, dont il ne faudrait pas trop réduire l'importance; tantôt des opérations plus ou moins compliquées qui se passent au sein des cellules. L'induration s'unit si bien avec l'hypertrophie, qu'elle est souvent une simple conséquence de cette dernière, les parties étant plus dures parce qu'elles sont le siége d'une hypertrophie avec induration. L'hypertrophie ou l'atrophie, ou plutôt l'augmentation ou la diminution de volume, s'accompagnent, suivant les cas, de ramollissement ou d'induration, d'accroissement ou de diminution dans la densité ou la cohésion : un examen intime doit nous faire découvrir la cause matérielle de ces phénomènes, leurs enchaînements, le mécanisme de leur production. Nous remonterons ensuite jusqu'aux dynamismes. Toutes ces altérations plastiques se rencontrent dans l'inflammation, sans lui appartenir d'une manière exclusive.

V. Les solides ne sont pas, seuls, le siége de ces modifications de la plasticité ; on les retrouve aussi dans les fluides ; elles offrent surtout un intérêt particulier dans les liquides normaux à cellules. Ceux-ci sont des équivalents des solides ; ils ont, comme eux, des cellules et un médium intercelluleux (*globules* et *liquor sanguinis* [1]).

Ainsi, dès les premières périodes de l'inflammation, nous constatons des changements remarquables dans les éléments constitutifs du sang. Les globules sont modifiés dans leur volume, leur forme, leur consistance ; ils se ramollissent, se dépouillent

---

[1] Galien a dit depuis longtemps : les chairs (les parties solides) ne sont que du sang solidifié; Bordeu a complété la pensée, en appelant le sang, une chair coulante.

de leurs principes colorants, puis ils se collent ensemble et constituent une masse plus ou moins confuse. En même temps, le *liquor sanguinis* laisse transsuder d'abord ses éléments les plus aqueux unis à des sels ; plus tard, des éléments plus importants (albumine, fibrine, etc.) s'échappent à leur tour à travers les parois vasculaires amincies et ramollies, en subissant divers changements ; enfin, des globules mêmes se répandent en dehors des vaisseaux. A côté de la diminution de la cohésion, nous pouvons noter son augmentation, dont la coagulation nous offre un exemple. Il y a là des jeux d'affinités, d'attractions et de répulsions, qui n'obéissent pas simplement à des lois physiques ou chimiques, car la vitalité intervient pour manifester son empire.

VI. On parle beaucoup des départements celluleux, des actions à distance, en renouvelant des doctrines sur lesquelles Bordeu a longuement insisté [1]. Nous ne devons point perdre de vue ces consensus, qu'il importe de suivre jusque dans leurs dernières limites.

On signale avec raison les modifications phlogistiques de la masse sanguine tout entière, les fièvres locales et générales qui précèdent, accompagnent, suivent les phlegmasies, et portent leurs empreintes si variées, si nettement accentuées. Tous ces faits ont une haute signification, quand on sait leur donner une interprétation convenable.

VII. *Enchaînements synergiques.* — Toutes les modifications de toutes les facultés, de toutes les fonctions vitales que nous

---

[1] Marchant, à quelques points de vue, sur les traces de Van Helmont, Bordeu a considéré l'organisme vivant comme un état tout à la fois fédératif et monarchique, ayant ses capitales, ses centres principaux et secondaires, ses chefs possédant une certaine indépendance, à côté du pouvoir suprême du souverain ; il a divisé le corps vivant en une série de *départements* ayant leur circonscription territoriale, qui rappelle les *territoires* de Virchow, etc. Nous aurons l'occasion de revenir sur toute cette doctrine.

avons mises en relief dans l'inflammation , et que nous détermi-
nerons bientôt avec plus de précision, s'enchaînent synergique-
ment : c'est même là un des caractères fondamentaux de la
phlogose ; c'est un moyen important de la distinguer des états
morbides qui lui ressemblent. Une fluxion, une congestion, une
hyperémie, une hyperplasmasie, amènent de la douleur, du gonflement, de la chaleur, un changement dans la couleur des parties,
sans constituer des phlogoses ; des lésions nutritives de tout genre
se montrent dans les tissus, altérant de toutes les manières leur
composition et leur disposition intimes , de telle sorte que leurs
propriétés physiques, chimiques, vitales, s'éloignent profondément
de leur état normal, et pourtant ce n'est point de l'inflammation.
Dans le tic douloureux de la face, il y a souvent, au sein des parties,
des sensations insolites très-diverses, des mouvements convulsifs,
des fluxions, des sécrétions anormales, bien que l'on ne puisse
point invoquer la phlogose. Nous en dirons autant des hyper-
crinies, des hémorrhagies actives ou passives, et d'une foule
d'autres modes morbides. Ce qui appartient en propre à la phlegmasie, c'est une certaine spécialité dans l'association synergique
et dans les modes de toutes ces lésions vitales qui s'unissent dans son
évolution, d'après des lois bien déterminées. Tantôt elles apparaissent simultanément, tantôt une ou plusieurs d'entre elles se
mettent en scène, tandis que les autres avortent ou restent cachées,
attendant l'occasion favorable pour se manifester à leur tour. Mais
il y a un fond commun qui reste toujours le même et qu'il faut
apprendre à découvrir.

La synergie indique un but, et néanmoins on ne doit pas croire
qu'il soit toujours immédiatement curateur. On doit même se
demander si les guérisons que l'on rattache à l'inflammation lui
appartiennent, ou si elle se borne à éveiller des modes curateurs
dont elle altère souvent l'efficacité en ne les maintenant point dans
leurs limites légitimes. Nous avons souvent insisté sur les arguments qui prêtent leur appui à cette dernière doctrine. Quand on
veut obtenir une réunion immédiate, on met un frein à la phlogose
par la réfrigération, les sédatifs, le repos ; dans les plaies sous-
cutanées, un merveilleux travail plastique accomplit son œuvre,

parce que la réparation s'opère à l'abri des agents irritants : dans les excoriations, dans les dénudations plus profondes, une croûte protectrice s'étale sur les parties entamées et favorise la reconstitution, qui s'effectue sous son abri bienfaisant. La suppuration est un acte que l'on ne recherche point pour lui-même, pas plus que l'ulcération, ou la gangrène ; elle ne devient utile qu'accidentellement, par occasion, à l'aide d'un mécanisme qu'on doit étudier et diriger. Ainsi qu'on le voit, les inflammations ulcérative, ramollitive, atrophique, gangréneuse, etc., ne sont point avantageuses par elles-mêmes, mais par des modes physiologiques qu'elles provoquent, et dont la nature et l'art peuvent faire leur profit.

Ne pouvons-nous pas en dire autant de l'inflammation indurative, hypertrophique, etc., et même adhésive [1] ?

L'épanchement et l'organisation du liquide plastique, l'évolution de l'acte plastique tout entier, accompagnent l'inflammation, sont modifiés, excités par elle sans qu'il y ait identification. L'irritation phlogistique ne saurait se confondre avec d'autres irritations, et l'excitation fonctionnelle a aussi ses modes et sa mesure.

La fièvre sera examinée sous un point de vue analogue. On a voulu la diviniser aussi bien que la phlegmasie ; mais l'on a fait remarquer que ce sont tout au moins des divinités redoutables, qui réclament beaucoup de circonspection, et auprès desquelles on ne peut pas jouer en aveugles.

VIII. Dans l'inflammation, comme dans beaucoup d'autres maladies, les lois physiologiques se retrouvent encore régulièrement modifiées, au milieu des plus grandes aberrations, parce que *natura non amat saltus*; mais il importe de ne pas abuser du principe, de bien ménager les transitions, de remanier la physiologie entière, que l'on a longtemps accusée d'être un roman brodé d'histoire plutôt qu'un tableau fidèle de la vérité. Que de choses

---

[1] Nous avons traité longuement cette question dans nos leçons et dans plusieurs publications. Voyez, entre autres, nos thèses pour le doctorat (1833), pour le professorat à Strasbourg (1836), à Montpellier (1845) ; notre *Dictionnaire de physiologie* (1861), etc.

à faire aujourd'hui ou à revoir de fond en comble, à propos
du système vasculaire, du système nerveux, du système conjonctif
ou lamineux, des globules, des cellules, des éléments interglobuleux et intercelluleux ! Combien de lacunes dans la physiologie
humorale ! Que de points à éclaircir relativement aux plasmas,
aux exsudats, aux noyaux, aux globules, aux granules, etc.! Nous
aurons à vous entretenir de recherches multipliées auxquelles
nous nous sommes livré seul ou avec le concours de micrographes
remarquables par leur habileté, et qui ne sont pourtant pas toujours d'accord entre eux ou avec eux-mêmes, quand il s'agit des
points les plus délicats. L'éducation micrographique a besoin
d'être persévérante et progressive: après s'être longtemps exercé
sous les yeux des maîtres de la science, en recherchant ceux mêmes
qui professent des doctrines opposées, l'on soumet tout impar-
tialement à son propre contrôle, en réclamant aussi les avis de
ceux qui sont habiles et qui n'ont pris aucun engagement avec
telle ou telle théorie.

Les notions que l'on a généralement sur les forces sensitives
et motrices, ainsi que sur leurs rapports, ne sont ni assez nettes
ni assez bien arrêtées. On discute beaucoup sur la caloricité : la
force plastique, si universellement répandue, d'une importance si
majeure quand il s'agit de l'inflammation, des lésions organiques,
a été fort négligée jusque dans ces derniers temps. L'influence
de Haller et du xviii° siècle tout entier l'avait jetée dans l'ombre,
pour mettre surtout en relief la sensibilité et l'irritabilité, que l'on
connaissait médiocrement, parce qu'on les avait mal étudiées ;
de là, les exagérations du solidisme en général et du nervosisme
en particulier ; de là, cette doctrine absolue de l'évolution substituée
à celle de l'épigénèse. Il y avait, dans tout ce vaste domaine, une
large lacune. Nous n'avons point épargné nos efforts et nos vœux
pour qu'on travaillât à la combler. Nous lui avons consacré bien
des leçons, quelques écrits ; nous avons poussé plusieurs de nos
élèves dans cette voie [1]. C'était du reste l'impulsion communiquée

---

[1] Voy. A. Bringuier; *Essai sur la force plastique.* (Thèses de Montpellier, 1856.) — Voy. aussi L. Boyer; *Dictionnaire de physiologie*, entre
autres, les articles HALLER, HIPPOCRATE, etc.

par notre illustre maître Delpech [1]. Elle a été largement suivie par quelques éminents disciples de notre grand chirurgien, parmi lesquels nous citerons Flourens, et nos deux condisciples et amis, Moquin-Tandon, trop tôt ravi à la science, et le professeur Coste, de l'Institut. Plusieurs de nos collègues de Strasbourg et de Montpellier suivent avec éclat cette route, qui s'éclaire et s'agrandit chaque jour.

Les débats animés qui s'élèvent maintenant entre les champions trop absolus de l'exsudat et ceux de la pathologie cellulaire, se termineront, en se simplifiant, dès qu'on aura résolu quelques questions majeures d'embryologie, d'histologie normale, et qu'on aura multiplié les études sur la physiologie et la pathologie plastiques chez les plantes et les animaux : c'est là que nous avons trouvé d'utiles documents.

Pour que la pathologie générale, et avec elle la pathologie spéciale, fassent de solides progrès, il faut instituer une bonne physiologie pathologique générale et spéciale [2], embrassant tout à la fois les solides et les liquides, surtout les liquides à globules [3].

---

[1] Voy. Delpech; *Clinique chirurgicale*, — *Mémorial des hôpitaux du Midi*, — *Orthomorphie*, — *Études sur l'embryologie*, — l'ensemble des travaux du professeur Coste, ceux de Velpeau, des Écoles allemandes et anglaises, les nombreuses publications de Virchow, Cl. Bernard, etc.

[2] C'est là ce que nous appelons, à Montpellier, la *pathogénie*; seulement celle-ci est une *physiologie pathologique* largement compréhensive.

[3] Nous nommons *liquides à globules* ceux qui contiennent des globules organisés (globules, noyaux, etc.), ou un plasma (amorphe, granuleux, etc.), dans lequel ces éléments peuvent s'organiser, en vertu de la force plastique vitale qui les anime. Le sang, plus ou moins coloré (artériel ou veineux) ou blanc (lymphe), est le type de ces liquides; le sang privé de globules (plasma, *liquor sanguinis*) est encore du sang; on peut dire qu'il est un liquide globuleux en puissance. Ainsi, l'on pourrait diviser le sang en sang *hématique* (à globules colorés), *lymphatique* (à globules blancs), *plasmatique* (sans globules ou à globules naissants). Le sperme, le vitellus d'un œuf fécondé, sont aussi des liquides à cellules.

Or, ces liquides sont des tissus à cellules, dans lesquels le tissu interculeux est liquide. Ainsi, le sang est composé histologiquement comme le tissu cellulaire (tissu muqueux de Bordeu).

Le tissu cellulaire est formé de tissu *celluleux* (à cellules) et d'un *plasma*

Malgré les magnifiques travaux contemporains publiés sur ce sujet, un pareil ouvrage n'existe point; nous n'en avons pas même tous les éléments. A côté de l'anatomie histologique, nous aurions besoin d'une physiologie et d'une pathologie histologiques humaines et comparées, exposant tout ce qui concerne les éléments anatomiques, les tissus élémentaires et leurs composés (système nerveux, vasculaire, musculaire, cellulaire, etc.) à leurs divers âges, au milieu de leurs différentes évolutions, en y comprenant les fluides normaux ; on ne devrait point oublier la physiologie et la pathologie si intéressantes des tissus anormaux (cicatrices, pseudo-membranes, pseudo-muqueuses, fibrômes, enchondrômes, etc.).

On parle beaucoup de la pathologie cellulaire, qu'il vaudrait mieux nommer *pathologie celluleuse* (des cellules); pourquoi n'a-t-on pas aussi une pathologie des tubes, des fibres, etc.? Pense-t-on que la pathologie des éléments interglobuleux et *intercelluleux* n'ait pas également son importance?

Pour édifier ces pathologies sur des bases bien assurées, il serait nécessaire de posséder une physiologie positive, débarrassée des hypothèses qui la surchargent, des doctrines contradictoires qui l'encombrent, et avec lesquelles on pourrait en finir plus rapidement et plus sûrement qu'on ne le croirait au premier abord. Une bonne physiologie pathologique est possible aujourd'hui, c'est une des grandes préoccupations de notre époque; mais on ne l'obtiendra qu'au prix de recherches anatomiques, chimiques, physiologiques, pénétrant plus largement dans l'intimité de l'organisme vivant et de ses fonctions, au moyen de l'observation

---

intercelluleux solide; le sang est constitué par un tissu *globuleux* et par un plasma *interglobuleux liquide*. Si le plasma du premier se liquéfie, si le plasma du second se solidifie, ils auront fait un pas important l'un vers l'autre.

En étendant ce point de vue, déjà bien ancien, l'on simplifiera beaucoup la physiologie et la pathologie des liquides à globules et des solides; n'oublions point les rapports qui unissent les globules et les cellules. (Voy. L. Boyer, *Dictionnaire de physiologie*, art. NUTRITION, SÉCRÉTION, OVOLOGIE; *Études sur Stahl*, publiées en partie dans la traduction de Stahl, par M. Blondin; la thèse de M. Bringuier, etc.)

et de l'expérimentation fécondées par une logique (inductive et déductive) rigoureuse.

ARTICLE III.—Résumé de notre doctrine sur l'inflammation des tissus vasculaires. Parallèle avec les doctrines de notre époque. Applications aux phénomènes locaux et généraux de cette inflammation dans ses diverses périodes.

§ Ier. — *Résumé de notre doctrine sur l'inflammation des tissus vasculaires.*

I. Nous venons de démontrer, par des faits incontestés, notre dogme fondamental, que nous pouvons formuler dans les propositions suivantes :

1° *L'inflammation , considérée au point de vue local, est constituée, dans toutes ses périodes, par une lésion synergique bien déterminée de toutes les facultés vitales (sensibilité, motilité, caloricité, plasticité) de la partie phlogosée;*

2° *Cette lésion ne se borne point au tissu vasculaire ou nerveux , à la cellule , etc.; elle atteint aussi les tissus intercelluleux, les fluides comme les solides; c'est une lésion totius substantiæ;*

3° *Elle modifie les parties qu'elle atteint , dans leur structure , leurs fonctions intimes , leurs rapports avec les parties environnantes, qui ressentent ainsi ses effets ;*

4° *Elle donne naissance à des hyperémies ou à des anémies locales , à des dyscrinies (vices de sécrétion) hyper ou hypocriniques , à des dysplasies hyper ou hypoplastiques qui lui sont spéciales et que l'on doit nommer hyperémies, dyscrinies, dysplasies phlogistiques: celles-ci montrent bien la lésion synergique de toutes les facultés vitales que nous avons indiquées ;*

5° *La phlogose , par sa constitution complexe, ressemble à des états morbides ou même physiologiques divers, dans lesquels on rencontre un ou plusieurs de ses éléments ; mais elle s'en distingue par la spécialité de leurs modes et par leur asso-*

ciation. Voilà pourquoi les auteurs, la confondant souvent avec des hyperémies (fluxionnaires, congestives...), des hyper-crinies, des hyperplasies, etc., non inflammatoires, ont essayé d'y faire rentrer la pathologie entière (Broussais et tous ceux qui l'ont précédé ou suivi dans la même voie). L'étude com-parative de ces états morbides jettera beaucoup de jour sur celle de la phlogose, et réciproquement. On retirera aussi un grand fruit de l'examen approfondi de certains modes phy-siologiques qui offrent quelques rapports avec elle, spécialement de l'état de l'utérus et de tout l'organisme durant la grossesse, pendant et après la parturition; de certaines hypercrinies, hy-pocrinies, hyperplasies, hypoplasies, appartenant à des fonc-tions normales;

6° Les irradiations qui partent d'un organe phlogosé peu-vent retentir dans tout l'organisme et amener des pyrexies méta-phlogistiques (fièvres consécutives); de même que des pyrexies primitives peuvent déterminer des phlogoses (pyrexies prophlo-gistiques), ou phlogistiques (fièvres éruptives, par exemple). Ces deux modes s'observent dans la fièvre variolique, primitive d'abord, puis consécutive à la phlogose. Les maladies éruptives offrent ici un intérêt tout particulier.

7° La lésion vitale qui caractérise la phlogose, varie suivant les tissus, les fonctions, l'état du sujet, les circonstances ex-térieures, les causes préparatoires, provocatrices, produc-tives, etc.

II. On comprend déjà comment la phlogose, tout en conservant son caractère unitaire dans son fond, pourra et devra offrir des variétés excessivement nombreuses, se rattachant aux modes et aux associations diverses de toutes les lésions qui entrent dans sa con-stitution naturelle. Il faudra tenir compte de son siége, de sa période, des causes communes, spéciales, spécifiques, dont elle res-sentira plus ou moins l'influence et dont elle portera le cachet carac-téristique. Chaque élément intime, chaque tissu, chaque appareil offrira dans sa phlogose des modes très-divers en rapport avec sa structure, sa vitalité, ses fonctions, ses relations avec les autres parties et avec tout l'organisme , son âge, etc. Il faudra tenir compte aussi, très-largement, du milieu au sein duquel la phlegmasie naît et accomplit son évolution.

Les anciens avaient parfaitement compris l'importance du milieu, qui pour eux représentait bien des choses. Un élément, un tissu, un appareil, n'est pas seul et isolé ; il forme un tout avec les parties environnantes, avec le sujet entier dont il constitue une portion, et qui est plongé lui-même dans le monde extérieur qui l'enveloppe et le pénètre. Un appareil, par exemple, a sa vie propre et participe à la vie générale ; il a ses fonctions privées et ses fonctions publiques ; il est un centre qui lance ses irradiations, et vers lequel d'autres irradiations viennent aboutir. L'importance des divers éléments, des divers tissus, des divers appareils est extrêmement variable.

Ainsi le système nerveux, disaient les anciens, a une valeur hiérarchique, une *dignité* (*dignitatem*) bien supérieure à celle du système osseux ; toutes ses parties n'ont pas la même importance, ni une importance du même genre. La moelle épinière joue un grand rôle qui varie dans ses portions antérieures et postérieures, supérieures ou inférieures. Le centre épigastrique (cerveau abdominal de quelques auteurs) avait spécialement appelé les méditations de nos prédécesseurs. On peut constater que les centres importants ont une grande richesse vasculaire, nerveuse, une position particulière assurant leurs rapports intimes avec les organes qu'ils doivent desservir [1], etc..

L'organisme entier est aussi un milieu qui mérite la plus grande attention. Sur des sujets sanguins, lymphatiques, nerveux, etc., ou catarrheux, scrofuleux, rhumatisants, psoreux, syphilitiques, etc., les phlogoses, comme les autres états morbides, porteront partout une empreinte lymphatique, nerveuse, catarrhale, scrofuleuse, rhumatique.

Enfin, l'atmosphère est encore un milieu plus vaste dont

---

[1] Voy. L. Boyer ; *Dictionnaire de physiologie*, in-4°, art. CENTRE ÉPIGASTRIQUE, INNERVATION, SYSTÈME NERVEUX, MILIEU, etc., pag. 630, 837, 866, 887, etc.

l'action se fait vivement sentir; de là ressort la nécessité de bien étudier les constitutions atmosphériques et médicales. Sous certaines constitutions extérieures, nous avons vu régner épidémiquement, dans les salles de médecine et de chirurgie, des érysipèles, des phlébites, des lymphangites, des phlegmasies purulentes, des diphthérites qui apparaissaient spontanément ou à propos des provocations les plus légères : *Scribo sub aere romano*, disait Baglivi.

Le *milieu*, l'*atmosphère pathologique* ou *physiologique*, n'est donc pas simplement local, il s'étend à tout l'organisme, en franchit les limites, et embrasse plus ou moins dans son rayon le monde extérieur et tout ce qui le constitue.

On concevra sans peine le procédé par lequel ces considérations, largement développées, doivent conduire à expliquer l'unité radicale de l'inflammation dans sa nature, se conciliant avec ce nombre considérable d'espèces et de variétés que nous démontre l'observation clinique. Chacune d'elles présente dans son étiologie, ses manifestations symptomatologiques, son étendue, son siége, ses formes, sa marche, son type, ses terminaisons, ses lésions nécropsiques, sa thérapeutique, des modes qui lui appartiennent, et dont nous devons donner une théorie rationnelle, complète, incontestablement en rapport avec ce que nous apprend une observation irréprochable. Toute doctrine qui n'atteint pas ce résultat, qui ne relie pas tous les faits, sans aucune intervention hypothétique, est tout au moins imparfaite et exige de nouveaux remaniements. C'est à ce rigoureux contrôle que nous soumettrons, dans ses détails les plus intimes, celle dont nous présentons un aperçu très-sommaire.

Évidemment, une parenchymatite ne sera pas identique avec une sérosite, une synovite, une mucosite, une épidermite ou une dermite, une myosite, une vascularite, une nervosite, etc.; ici le *milieu anatomique*, entre autres, exerce une influence considérable. Une trachéite franche ne sera point semblable à une trachéite catarrhale, diphthéritique, scrofuleuse, rhumatismale, syphilitique; une conjonctivite produite par un corps étranger ne se confondra point avec celle qui se rattache à des variations atmosphériques, à des inoculations virulentes, à des diathèses, etc. Dans ces circonstances, le *milieu étiologique*, provenant du *sujet malade* ou des *agents extérieurs morbigènes*, fait sentir toute la puissance de son action. Toutes ces phlogoses ont leur pathogénie distincte qui décide leur caractère entier, et pourtant ce sont des phlogoses : elles offrent toujours des lésions de la sensibilité, de la motilité, de la plasticité, des hyperémies, des dyscrinies, des dysplasies *inflammatoires*; mais celles-ci sont *catarrhales*, *rhumatismales*, *scrofuleuses*, etc., c'est-à-dire se distinguent par des modes intimes dont on peut déterminer le mécanisme et la nature.

On s'est demandé si une phlegmasie catarrhale, rhumatismale, goutteuse, intermittente, adynamique, ataxique, etc., est une phlegmasie compliquée d'états catarrhal, intermittent, scrofuleux, etc., ou si la phlogose fait, en quelque sorte, corps avec eux. La dernière doctrine est l'expression la plus générale de la vérité. La cause morbigène fait éclore la phlogose et son mode spécial; l'inflammation spécifique ne commence point par être une phlogose abstraite, revêtant ensuite tel ou tel caractère; elle naît avec telle ou telle qualité. Une inflammation est toujours tel ou tel genre d'inflammation, franche, spéciale, spécifique : dans la pratique, on ne rencontre pas l'inflammation en général, mais une inflammation d'un genre déterminé comme le sujet sur lequel elle se manifeste; de même que «dans le monde, on ne voit jamais l'homme en général, la sphère en général : mon homme c'est Socrate ou Callias, ma sphère est de marbre ou d'airain » (Aristote). Un scrofuleux peut avoir quelquefois une inflammation franche, à certaines périodes; néanmoins, il est rare qu'elle ne trahisse point, en quelque chose, son mode scrofuleux. Nous avons pu bien étudier cette question chez les syphilitiques et les dermatosiques réunis en grand nombre dans les salles de clinique spéciales confiées à nos soins dans l'Hôpital Saint-Éloi. Suivant la période de la maladie, l'influence plus ou moins prononcée du traitement, etc., nous voyons les phlegmasies revêtir ou dépouiller le cachet spécifique : alors les hyperémies, les dyscrasies, les dysplasies changent de caractère, et les recherches microscopiques, chimiques, etc., viennent nous révéler le mécanisme intime et progressif de toutes ces mutations.

III. La théorie de la phlogose, que nous résumons, n'est point nouvelle pour nous, ni dans son ensemble, ni dans ses détails; on peut même ajouter que, dans son fond, elle n'est pas nouvelle dans la science, et surtout dans l'École de Montpellier. Quelques citations suffiront pour établir le premier point, le seul dont nous nous occuperons en ce moment.

Voici ce que nous écrivions en 1833 :

« Dans toute phlegmasie, nous pouvons observer l'altération successive des propriétés vitales les plus importantes pour la production et la conservation des parties. Ces propriétés se montrent successivement exaltées, perverties, diminuées, détruites même dans les tissus qui en sont le siége. Ces altérations pouvant être la suite d'affections d'un autre genre, il n'est pas étonnant que certains auteurs les aient confondues avec les résultats de la phlogose, qui peut se combiner avec elles. Appliquons ces idées à la phlegmasie du tissu osseux. »

A. 1re période : *hyperémie.* — Le premier effet de l'inflammation osseuse est de porter une plus grande quantité de sang dans le tissu osseux, le périoste, la membrane médullaire, etc.; c'est leur *hyperémie inflammatoire.* Les vaisseaux (de ces parties) augmentent de volume, on les *déchire* en opérant quelques tractions ; la substance compacte de l'os est plus humide, plus rosée; la substance spongieuse, extrêmement rouge, ressemble parfois à du tissu érectile ; la membrane médullaire et la moelle sont aussi rouges et très-injectées ; l'une et l'autre offrent plus de densité. L'hyperémie peut devenir chronique: alors les vaisseaux acquièrent parfois un volume *si considérable que certains auteurs les ont regardés comme variqueux.*

B. 2me période : *période de ramollissement, et même de destruction si elle se prolonge.* — Dans celle-ci, aux altérations précédentes se joint une *lésion remarquable de la force plasti-*

que, qui amène de grands changements dans la *composition des parties.* L'os se *ramollit, se raréfie, se gonfle ; il devient plus facile à entamer; les lames de sa substance compacte sont plus écartées, leurs pores sont agrandis, la cohésion des parties est diminuée, cette substance se rapproche par sa structure du tissu spongieux;* les *mailles de celui-ci sont plus écartées, ses fibrilles plus minces, s'écrasent avec plus de facilité;* le tissu réticulaire subit des changements analogues. *Les vaisseaux, plus gorgés de sang, sont encore plus agrandis.* Les changements physiques sont unis à des altérations chimiques : les *sels qui se trouvent dans le parenchyme osseux sont notablement diminués; la gélatine, molle, pulpeuse, s'écrase sans peine sous une médiocre pression. Le sang afflue dans les vaisseaux extrêmement dilatés, sous la double influence de l'irritation inflammatoire et de la résistance moindre du tissu osseux, partiellement dépouillé des sels qui lui donnent sa consistance. Les canalicules ont acquis de plus amples dimensions. Si cet état s'aggrave, des pertes de substance, des ulcérations s'établissent.*

C. 3me période : *de création.* —Quand cette période existe, on voit s'épancher partout dans l'os, dans ses annexes, dans les parties molles environnantes, la lymphe *coagulable* de Hunter mêlée de sérosité; on *dirait que les éléments du sang (sérum, fibrine) s'épanchent séparément....* Plus tard des *globules sanguins, puis des vaisseaux nouveaux* apparaissent dans la *lymphe coagulable,* qui devient ensuite cartilagineuse, fibro-cartilagineuse, osseuse.... L'inflammation parvient quelquefois à un degré plus élevé; la *pseudo-membrane* se *phlogose* et s'infiltre de pus, au lieu de s'encroûter de *phosphate calcaire,* etc. (L. Boyer. *Anatomie pathologique du système osseux.* 1833, pag. 19 à 26.)

Plus loin, nous décrivons la nécrose, les ramollissements non inflammatoires avec déposition irrégulière de phosphate de chaux, le ramollissement gras [1], les ramollissements ostéomalaciques et rachitiques, la carie, les hypertrophies, les atrophies, etc.

---

[1] On trouve décrit, pour la première fois en 1833, dans cette thèse,

On reconnaît facilement, par cette courte citation, que notre théorie de l'inflammation est restée ce qu'elle était en 1833; nous en avons seulement étendu et multiplié les applications et précisé la formule. Ainsi, dès le début de notre enseignement à Strasbourg (1836), nous faisions remarquer que la phlogose ramollit le tissu cellulaire et ses dérivés, ou ses analogues, en leur enlevant leurs fibres lamineuses, élastiques, etc., et liquéfiant peu à peu leur substance, de manière à amener leur absorption, leur ulcération, etc. Nous expliquions par ce mécanisme le ramollissement et l'ulcération des vaisseaux enflammés ou serrés par une ligature, les ramollissements inflammatoires des séreuses, des muqueuses, du derme, des épithéliums, des fibro-cartilages, de la cornée, des parenchymes ; nous montrions les différences et les rapports qui existent entre ces ramollissements et ceux qui sont étrangers à la phlogose.

La doctrine relative à l'importance de la lésion plastique dans l'inflammation, s'était formée dans notre esprit, en méditant sur les travaux de Delpech et de Lallemand. Notre condisciple Valat, qui la partageait et qui l'avait mûrie avec nous, en a fait l'objet de sa thèse sur *l'Inflammation dissolutive et cohésive* (Paris, 1826).

La même pensée se retrouve dans la thèse du docteur Mallet (de La Rochelle): *Recherches et expériences sur les caractères anatomiques de l'inflammation des séreuses, et spécialement sur le développement des pseudo-membranes qui se forment à la surface de ces dernières.* (Montpellier, 28 avril 1834). Cette thèse, qui a pour base un grand nombre d'expériences faites sur des animaux (chiens et lapins) par Delpech, auquel nous servions d'aide avec M. Mallet, a été rédigée en commun par tous les deux. Nous aurons occasion d'y revenir et de rappeler les résultats auxquels nous sommes parvenus. De 1833 à 1845, cette théorie a souvent été présentée sous diverses formes, dans des

---

le ramollissement gras des os, leur infiltration tuberculeuse, etc. L'importante thèse de M. le professeur Nélaton, sur ce dernier objet, est de 1835; les travaux de M. Richet sur le ramollissement gras des os sont d'une date bien postérieure.

thèses sur différentes phlegmasies (ophthalmies, myélite, phlébite, péritonite, arthrite, laryngite, etc.), rédigées d'après nos leçons. Nous y sommes revenu nous-même dans notre thèse de concours à Montpellier (1845). «L'inflammation nous offre un exemple bien remarquable de ces actes *synergiques* qui se rencontrent même dans *l'état anormal*. Elle met successivement en jeu *plusieurs facultés vitales* (*la sensibilité, la tonicité, la force plastique*). Dès le début, il y a *douleur et fluxion sanguine*; celle-ci produit la *rougeur et la tuméfaction*; la *température s'élève, le sang est plus rutilant*. Bientôt des phénomènes *plastiques se manifestent*; *le fluide sanguin devient plus riche en fibrine, la cohésion des tissus diminue*; enfin, il *se forme des produits nouveaux liquides ou solides (pus, matière purulente, lymphe plastique)*, qui peuvent *s'infiltrer, se réunir en foyer, se disposer en fausses membranes*, etc. *Les phénomènes sensitifs, moteurs, plastiques, ne se montrent pas avec la même intensité à toutes les périodes; ils peuvent s'influencer réciproquement*, etc.» (L. Boyer. *De la part de l'art et de la nature*, etc., Thèse de concours; Montpellier, 1845.)

IV. La théorie précédente est largement éclectique, elle tend à réunir et à fondre ensemble les éléments vrais appartenant aux autres théories, à éliminer les éléments faux, hypothétiques, qu'elles mettent en œuvre pour soutenir les exclusivismes a... gonistes qu'on leur a toujours reprochés. Cet éclectisme pathologique, qui n'est point du syncrétisme, est bien plus complet qu'on ne pourrait le croire, parce qu'il s'unit à un éclectisme physiologique très-compréhensif, dont les bases, formulées de bonne heure dans divers écrits, ont été développées depuis plus de trente ans dans nos leçons. Sur tous les points principaux, les physiologies, comme les pathologies classiques, sont trop étroites, parce qu'elles n'embrassent pas l'universalité des êtres vivants, et trop compliquées parce qu'elles ne s'élèvent point jusqu'aux lois générales, aussi simples que fécondes. La vraie physiologie n'existe que par fragments; il est possible de l'écrire aujourd'hui et d'en faire la base d'une pathologie générale, positive comme elle. La *dynamologie* (étude des forces) doit en occuper le sommet ; la *chréologie* (étude des fonctions) vient se greffer sur elle sans beaucoup de peine, appuyée sur nos richesses anatomiques, expérimentales, cliniques. La nature agit de toutes parts au moyen de lois universelles, sages, simples, fécondes, parce que, suivant la haute pensée de Van-Helmont, *natura est jussus Dei* [1] : la nature, c'est la loi que Dieu a imposé à l'Univers.

On sera forcé de revenir à plusieurs idées déjà fort anciennes,

---

[1] La réforme profonde dont nous parlons ici, doit agrandir et éclairer la science entière, en la simplifiant et en rattachant toutes ses branches à leur tronc commun. Elle se manifeste dans les vœux et les tendances de tous les physiologistes, de tous les cliniciens de premier ordre, dans tous les grands centres scientifiques, en France et à l'étranger. Nous en avons formulé les principes, toujours vivants à Montpellier, dès nos premières publications ; nous avons poursuivi leurs évolutions progressives dans tous nos écrits, dans tous nos enseignements. Virchow a porté ses coups d'une main rude, mais puissante, aux doctrines de la fin du XVIIIe siècle et du commencement du XIXe. C'est dans l'étude de la force plastique qu'il a puisé ses principaux arguments. Delpech apercevait de plus en plus les trésors cachés dans cette mine féconde : au moment où la mort est venue le frapper, il nous lançait dans l'embryologie, l'histologie, la révision de toutes les théories de physiologie normale et pathologique. S'il eût vécu vingt ans encore, il aurait devancé sur tous ces points, comme il l'a fait sur tant d'autres, la science moderne. Nous avons tâché (dans la mesure de nos forces et d'après la direction spéciale de notre esprit) de poursuivre ces travaux de notre illustre maître, en nous pénétrant de la philosophie de notre École et des dogmes fondamentaux de l'Hippocratisme, sur lesquels M. Lordat nous a transmis les documents les plus précieux. (Voy. L. Boyer, *Études sur Stahl*, *Dictionnaire de physiologie*, introduction et table analytique.) Ce dictionnaire est déjà complet, en un volume ; nous en publierons un second, composé depuis longtemps, consacré plus spécialement à l'histologie, à la physiologie pathologique, aux rapports du physique et du moral, au système physique et moral de la femme, à la physiologie générale, etc. Tout en acceptant un certain nombre d'idées émises par Virchow, qui a souvent oublié d'indiquer leur filiation avec celles de ses prédécesseurs, nous en rejetons ou nous en modifions plusieurs autres. L'antagonisme des doctrines françaises et de celles de Berlin, à propos des exsudats et de la prolifération celluleuse, est un objet capital ; il repose sur des faits positifs qu'on ne saurait négliger, et réclame l'intervention de l'éclectisme. Le *cellulosisme*, comme l'*exsudatisme* exclusifs, ne reproduisent pas la vérité tout entière ; chacun a son domaine et ses limites qui doivent être nettement marqués.

qui seront rectifiées, agrandies, démontrées par les savantes et
rigoureuses acquisitions contemporaines.

Les doctrines galéniques sur la nutrition se sont vues l'objet
de vives attaques. Elles y distinguaient des opérations et des forces
attractives, rétentives, élaboratrices, expulsives, etc. Pour les
galénistes, le fluide nutritif était attiré, conservé, transformé au
sein des organes; une portion s'assimilait à ceux-ci, en se trans-
formant en leur substance, et servait à les réparer, à les nourrir, à les accroître, etc. ; l'autre portion était expulsée sous
formes de résidus. Malgré le ridicule qu'on a jeté sur ce dyna-
misme antique, banni longtemps de la science, nous y retrouvons
les attractions électives ressuscitées de nos jours, nos forces mé-
taboliques pareillement électives, nos circulations locales spéciales
s'effectuant non-seulement dans les capillaires, mais aussi dans des
canaux spéciaux, et à travers les porosités de nos tissus, etc. ; le
système veineux reçoit les résidus de la nutrition et des sécrétions
constituant, entre autres choses, de véritables canaux excréteurs.
Sur tous ces sujets, notre Bordeu, qui a ouvert la voie à Bichat,
et qui avait sur lui l'avantage d'être clinicien, a écrit bien des
pages étincelantes de génie, qui renferment, en leur donnant un
vêtement moderne, le germe fort avancé de quelques-unes des plus
belles découvertes contemporaines. Bordeu savait que chaque
tissu, chaque organe attire et retient les parties du suc nutritif qui lui conviennent, qu'il imprime son cachet à tout ce qu'il
reçoit et à tout ce qu'il rend, *que le sang veineux* varie *suivant
les organes d'où il émane* (Cl. Bernard), que *la chaleur vitale est le résultat d'une combustion* , etc. « *Le sang vit
d'air; le feu qui l'anime a besoin de cette ventilation comme
celui de nos foyers. Comment cet air* (composé ou élémentaire)
*agit-il dans le sang? Comment le fait-il brûler du feu vital,
modéré au degré qu'exige la nature? On le saura quand on
aura déterminé comment la chaleur, sous la poule, vivifie
l'œuf fécondé; c'est ainsi que le feu aérien* (c'est-à-dire, dans
le langage actuel, l'élément comburant de l'air) *se combine avec
les parties et les liqueurs animales, et leur communique le
degré de chaleur propre à la conservation de la vie,* etc. »(Ana-

lyse médicinale du sang, § 19.) « *Examinez le sang qui revient de chaque partie principale, de la tête, de la poitrine, du bas-ventre, il est évident que chacun d'eux a des qualités parti-culières qu'il a acquises dans le tissu des parties d'où il revient.* » (*Ibid*, §24.) Généralisant ce principe, Bordeu en conclut, comme Virchow, que le plasma sanguin commun se modifie en traver-sant les différents tissus qu'il imbibe, entoure, parcourt moléculai-rement, en vertu de ce que nous appelons mouvement osmotique. Les exsudats émanant de ces plasmas ainsi modifiés, ne sont donc pas plus identiques que ces plasmas dont ils dérivent. C'est une vérité que nous avons toujours proclamée depuis que nous avons lu Bordeu, c'est-à-dire depuis le début de nos études.

§ 2. *Parallèle de notre théorie de l'inflammation avec les autres théories contemporaines.*

I. Commençons par dire quelques mots de Bordeu et de ses idées sur les systèmes nerveux, vasculaire, muqueux, cellulaire, sur les sécrétions, la nutrition ; elles donnent la clef de sa théorie de la phlogose, et ont exercé sur nous une grande influence : le médecin Béarnais, comme Hunter, a toujours été l'un de nos auteurs favoris. Exposons sa doctrine en langue moderne, telle que nous l'avons conçue : on y trouvera des points de vue très-élevés et qui semblent écrits de nos jours.

Tous les organes, tous les tissus, tous les éléments, reçoivent du cœur, par les artères, le sang qui doit les desservir, afin de remplir leurs fonctions : c'est l'office de la circulation générale ; mais le sang ne pénètre point immédiatement dans l'intimité des parties, il s'arrête devant ce sanctuaire. L'organe, maître dans son domaine, puise dans le réservoir artériel ce qui lui est néces-saire pour accomplir sa fonction privée (nutrition) et ses fonctions publiques (sécrétions, innervations, mouvements de relation), etc.; il sent ses besoins par sa sensibilité élective, et propor-tionne ses circulations intimes (capillaires et interstitielles) à ces besoins mêmes. Ces circulations forment un ordre à part, va-riant à chaque instant suivant le besoin qui s'y fait sentir. Elles ont lieu, comme la grande circulation, par deux forces : l'une d'*impulsion* (vis à tergo), venant des capillaires artériels ; l'autre d'attraction, appartenant aux veines, aux tissus même et à leurs éléments ; les capillaires artériels [1] sont de véritables écluses qui s'ouvrent et se ferment, pour laisser couler dans chaque organe la quantité de liquide sanguin qui lui est nécessaire pour se nourrir, sécréter, agir [2]. La force plastique tient sous sa dépen-

---

[1] Il est inutile de dire que les capillaires qui peuvent s'ouvrir ou se fermer, c'est-à-dire se dilater ou se resserrer, ne sont point les capillaires proprement dits, purement élastiques ; ce sont les artérioles, les veinules capillaires qui, en vertu de leur structure anatomique, sont douées de motilité vitale. (Voy., à ce sujet, les recherches de Henle, d'Ed. et de E.-H. Weber, etc.)

[2] Transcrivons quelques phrases choisies presque au hasard : « La direction des humeurs vers une glande qui sécrète, ne saurait dépendre des lois générales de la circulation. Pendant la sécrétion, les glandes ne sont pas *relâchées* ; on dirait que, *semblables à des ventouses*, elles attirent les *humeurs* ; ce phénomène nous paraît devoir être attribué à l'*action des nerfs.* Ceux-ci serpentent autour des artères, *ils paraissent se saisir d'un tronc* et le poursuivre *jusque dans ses dernières ramifications*... Si les artères des glandes reçoivent un surcroît de *force nerveuse*, le sang sera porté plus vivement du tronc vers ses rameaux ; *puis, le tronc venant à se relâcher, recevra plus de sang, et ainsi de suite*... La *systole* des vaisseaux d'une glande en action est peut-être beaucoup *plus forte*, la diastole est aussi plus forte dans la *même proportion, d'où affluence des humeurs.* Ceci dépend de l'action des nerfs qui, partant d'un *ganglion* comme d'un centre, agissent sur les vaisseaux en les faisant battre *beaucoup plus fort.* Le *resserrement* des petites veines peut augmenter les matériaux de la sécrétion, mais cela ne suffit pas ; les *veines d'un organe en action* reçoivent plus de sang... On ne sait point si elles n'ont pas alors une tendance à un mouvement *antipéristaltique venant de l'action des nerfs*... N'a-t-on pas admis dans les veines lactées (à leur orifice), de petits sphincters capables de se dilater ou de se resserrer, pour s'opposer au passage des matières âcres ? N'a-t-on pas dit que les trompes de Fallope s'érigent, se replient et empoignent l'œuf préparé au passage ? Pourquoi chaque petit vaisseau des glandes n'aurait-il pas un mouvement et une action à peu près pareils ? Le transport de l'œuf a bien des rapports avec les sécrétions : il faut choisir l'œuf, le saisir, le retenir, le transporter au lieu de sa destination ; si de petits muscles sont chargés de cette fonction, pourquoi ne pas leur confier aussi ce qui concerne les sécrétions ? » (*Struct. anat. des glandes*, pag. 161 et suiv., § 106 et 107.)

Nous trouvons donc, dans Bordeu, les muscles dilatateurs et constricteurs des vaisseaux capillaires artériels et veineux, leurs systoles, leurs

dance une *sensibilité plastique, élective,* une *motilité plastique*
correspondante. Le sang ou ses éléments sont plus ou moins
consommés, élaborés électivement, puis les résidus sont excrétés
ou rentrent par le système circulatoire. Les veines, les lymphatiques, sont de véritables conduits excréteurs. Dépouillons cette
doctrine de ses formes poétiques, pour en saisir le fond dans
ses principes, et nous y constaterons : 1° des dogmes importants sur la force plastique, élaborés ensuite dans l'École de
Montpellier ; 2° une théorie de la fluxion plastique ; 3° l'attraction des parties vivantes les unes pour les autres, réglée par
leurs besoins fonctionnels ; 4° la spécialité et l'indépendance,
dans de certaines limites, des circulations capillaires et interstitielles ; 5° le cachet imprimé au fluide nutritif par les canaux,
les organes, les tissus, les éléments qu'*il parcourt, qu'il tra-
verse, dont il transsude après son élaboration,* et dans lesquels il reçoit l'empreinte du *territoire* où il a été travaillé ;
6° l'accord synergique constant des forces sensitives, motrices,
plastiques, appartenant à la vie végétative (vie organique de
Bichat), accord réglé par des besoins fonctionnels normaux ou
anormaux ; 7° l'importance des forces nerveuses ; 8° les bases
d'un large éclectisme, applicable surtout aujourd'hui, et propre
à rattacher, par leurs liens légitimes, la physiologie à la pathologie, etc. Ajoutons à cela ce qu'il dit au sujet du cerveau,
du grand sympathique...... «Nous croyons que les fonctions
commencent dans le cerveau, partagé en autant de *départements* qu'il y a d'organes, excitant tel organe ou telle fonction par ce qui se passe à l'origine des nerfs de l'organe, ce
qui peut n'être que *plus ou moins d'action* de la part d'*une
certaine quantité de vaisseaux sanguins...*» (*Recherches anato-*

---

diastoles, leurs mouvements péristaltiques et antipéristaltiques, les attractions moléculaires, le pressentiment, l'avant-goût des nerfs sensitifs
et vaso-moteurs, le rôle des nerfs et des ganglions du grand sympathique, etc... Toute cette fine anatomie est ingénieusement mise au service
de la physiologie et de la pathologie : «chaque glande, chaque orifice
aura son *goût particulier;* le sphincter dirigé par des nerfs *attentifs* en
quelque sorte, ne laissera passer que ce qui lui est bon, le reste sera
rejeté.» (*Ibid.*)

miques sur l'action des glandes, § 130.) « Quelle attention ne
faudrait-il pas faire à ces grands nerfs, comme *multiples*, nommés
sympathiques, faisant classe à part avec leurs ganglions, regardés
avec raison comme de *petits cerveaux*, qui sont peut-être les principaux acteurs dans les *départements des organes et dans leurs
actions périodiques?* etc. » (*Ibid.*)

II. Examinons maintenant les principales théories actuelles,
dans le but surtout de constater les faits positifs qu'elles renferment, les inductions qu'on en a tirées, leurs rapports et leurs
filiations entre elles et avec des doctrines plus anciennes. Nous
adopterons la division suivante : doctrines vasculaires, plastiques,
mixtes, descriptives.

1° *Doctrines vasculaires.* — Ici, le siége du processus inflammatoire réside dans les vaisseaux capillaires, soit qu'il occupe
tous ces vaisseaux (artériels, veineux, lymphatiques), soit qu'il
se renferme dans une seule classe, les veineux (Cruveilhier),
les lymphatiques, etc. En poussant plus loin ces classifications
anatomiques, on pourrait cantonner la phlogose dans les capillaires purs, les artérioles, les veinules ou les lymphaticules
capillaires. La physiologie de la circulation doit imposer ses principes, dans ces doctrines qui se montrent plus ou moins iatrochi-
miques ou vitalistes; elles présentent deux camps : les vasculosistes
hypersthénistes et les hyposthénistes. Pour les premiers, la phlegmasie est une hypersthénie vasculaire ; pour les seconds, c'est
une hyposthénie.

A. *Vasculosisme ou vascularisme hypersthénique ; angio-
sthénisme.* — Nous mentionnerons surtout Graves. Les idées du
célèbre clinicien peuvent se résumer en quelques propositions :

a. Le sang est une *chair coulante*, complexe, contenant à
l'état fluide tous les matériaux de l'organisme : en se combinant
avec les solides, il pourvoit à leur accroissement, à leur réparation. Il est formé de deux éléments distincts : le *plasma (sanguinis
liquor)*, contenant de l'albumine, de la fibrine en dissolution, etc.,
et les globules rouges nageant au milieu. Les capillaires sont de

deux ordres : capillaires larges renfermant le sang à globules, capillaires étroits ou séreux ne contenant que le *plasma* ; ceux-ci existent seuls dans les tissus blancs (séreuses, par exemple [1]).

b. La circulation capillaire jouit d'une certaine indépendance; le sang (rouge ou blanc) se meut dans ces vaisseaux, par une motilité osmotique [2], par une motilité musculaire, par l'attraction des capillaires pour le sang [3] (motilité attractive), etc. L'auteur cite une série de faits physiologiques et pathologiques, pour mettre en relief ces diverses forces, entre autres choses la dilatation active des capillaires, le *turgor vitalis*, les attractions électives des divers organes pour les matériaux qui leur conviennent, etc. Il y a là, et dans les notes intéressantes du traducteur, une foule de matériaux dont plusieurs peuvent être mieux utilisés, ainsi que nous le verrons plus tard. Nous montrerons que, dans

---

[1] Voy. Graves; *Leçons cliniques* (1843), traduites par Jaccoud (1862), tom, I, pag. 69.

[2] Constatons, en passant, une disposition anatomique dont il faut tenir compte : les capillaires purs manquent de motilité musculaire, mais leur motilité osmotique est plus grande, parce que leurs parois sont plus ténues.

[3] Indépendamment de la force osmotique, il y a donc, pour la circulation capillaire, deux autres forces motrices. Partant des travaux de Bordeu agrandis par nos contemporains, et de ceux qui se rapportent à la motilité osmotique, nous enseignons depuis longtemps que les mouvements, envisagés dans l'ensemble des êtres doués de vie, sont d'ordres très-variés : physico-chimiques, vitaux, etc., ce sont des mouvements par élasticité...; osmotiques, vibratoires, ciliaires, musculaires (indépendants ou liés à l'influence nerveuse), attractifs ou répulsifs, etc., ils sont distribués de bien des manières, suivant le rang occupé par ces êtres. Dans la circulation capillaire, on trouve chez l'homme une *vis à tergo* propulsive, centrifuge, due aux capillaires artériels; une force attractive, centripète, dépendant des mouvements des capillaires veineux, puis des forces attractives latérales, en quelque sorte, appartenant aux attractions parenchymateuses. Dans la circulation capillaire directe, n'y a-t-il pas, comme dans la circulation sous la dépendance du cœur, des systoles et des diastoles, avec leurs synergies et leurs antagonismes, etc.? Tout cela n'est qu'imparfaitement décrit dans la plupart des traités de physiologie.

Nous donnons, dans le second volume inédit de notre *Dictionnaire de physiologie*, de longs détails sur cet important sujet, ébauché seulement dans le premier, pag. 312 et suiv., 1430 et suiv., etc...

l'École de Montpellier, surtout dans celle de Delpech, des faits analogues étaient connus avant 1843, et avaient conduit à des théories plus larges et plus vraies.

c. La sensibilité vitale dont jouissent les petits vaisseaux, dirige et règle leur motilité ; elle les resserre et les dilate brusquement ou progressivement, suivant les besoins, de manière à admettre plus ou moins de sang ; l'attraction des capillaires se modifie de même pour obtenir un résultat analogue [1].

d. Les capillaires à sang rouge sont destinés particulièrement aux tissus rouges, riches en fibrine ; les capillaires séreux constituent une circulation à part pour les tissus blancs [2].

e. Il existe un courant de sang rouge à circulation rapide ; mais une bonne portion des liquides circule *très-lentement à travers les tissus*, et ne rentre dans la circulation générale qu'après avoir séjourné assez longtemps dans les capillaires. Dans les parties rouges du corps, le sang doit se mouvoir plus rapidement que dans les tissus d'une organisation inférieure (les os, les éléments celluleux, les membranes fibreuses). Il n'est donc pas déraisonnable de supposer que les lois qui président *à la nutrition des os, des aponévroses, des muscles, des nerfs, sont différentes* pour chacun de ces organes. (Graves, tom. I, p. 73 et suiv.)

---

[1] Bichat et Broussais, avec Bordeu, accordaient aux capillaires une sensibilité spéciale ; le célèbre auteur des phlegmasies chroniques assimilait les capillaires à des cœurs périphériques.

[2] Virchow admet aussi une circulation spéciale pour le plasma qui va nourrir les tissus blancs, mais il rejette les vaisseaux séreux : « Les anastomoses, les unions respectives des éléments, constituent un ensemble de canaux, de conduits qui complètent, avec les vaisseaux sanguins et lymphatiques, l'appareil circulatoire .. ; peut-être ces canaux remplacent-ils dans leurs fonctions les antiques *vasa serosa*, qui n'existent point, ainsi qu'on le sait aujourd'hui ». (Virchow, *Pathologie cellulaire*.) —J. Vogel (*Allgemeine pathologische Anatomie*, traduit par Jourdan, 1847, pag. 491) avait déjà nié l'existence des vaisseaux séreux. Krause assure pourtant les avoir observés. Depuis, MM. Doyère et Quatrefages affirment être parvenus à les rendre visibles : leur diamètre est cinq fois plus petit que celui des globules sanguins.

f. Quand une partie est irritée, le sang y afflue avec plus d'a-
bondance, parce qu'il y a augmentation positive dans toute la
motilité active des capillaires (puissance capillaire de Carpenter),
motilité dans laquelle on doit tenir compte de la contraction et de
la dilatation active de ces vaisseaux, ainsi que de l'attraction plus
grande sur le sang exercée par eux. « La dilatation des capillaires par le sang n'est point passive, pas plus que les *ulcères*
nommés *indolents* ne sont indolents, *car ils causent plus de
douleurs, consomment plus de sang, fournissent plus de sécrétion.* »

» La même chose a lieu dans l'inflammation. Dans celle-ci,
nous dit-on, ils sont obstrués par débilitation. Non ; étudiez la
conjonctivite. La muqueuse est tuméfiée, plus sensible, plus
chaude; sa sécrétion est augmentée [1]. Tous ces phénomènes sont
contraires à la théorie de la débilité. *Les capillaires s'agrandis-
sent et se dilatent en raison d'un surcroît d'activité, le sang
rouge pénètre dans les vaisseaux à sang blanc, des sécrétions
anormales s'établissent. L'initiative appartient aux capillaires;
par eux débute la dilatation, qui s'étend ensuite aux petites artères, puis aux branches plus volumineuses.* » (Graves, *ibid.*,
pag. 93.)

g. Dans les parties enflammées, des vaisseaux nouveaux peuvent se former, se multiplier promptement, et les nerfs s'accroître
avec la même rapidité [2].

Graves a eu le mérite de rentrer dans la grande voie vitaliste

---

[1] Dans la phlogose, on parlerait d'une manière plus vraie en disant
qu'il y a dyshæmie ou dysplasmasie, dysæsthésie, dysthermie, dysplasie, etc. Suivant bien des circonstances, la dyshæmie est hyper ou hy-
pohémique, la dysæsthésie hyper ou hypoæsthésique, la dysplasie hyper
ou hypoplastique, etc.

[2] Graves effleure ici une grande question : Y a-t-il formation de
vaisseaux nouveaux ou simple allongement des anciens, dilatation des
vaisseaux séreux ou de leurs équivalents? Si les capillaires sont des né-
vrartères ou des tissus angionerveux, leurs modifications hyper ou hypo-
trophiques expliqueraient bien des phénomènes. Nous aurons à traiter
ce problème.

des Bordeu et des Hunter. Il a compris l'importance des rapports réciproques de la circulation capillaire avec les actes plastiques, la fluxion, la congestion, etc., avec l'inflammation, la fièvre, les névroses, les lésions organiques[1]. Il a reconnu que les tissus blancs et les tissus rouges ont chacun leur circulation, leur vie plastique, ou plutôt leur vie entière spéciale comme leurs fonctions.

Mais il pouvait avancer davantage. Plus clinicien encore que physiologiste, plus physiologiste qu'anatomiste, il a voulu établir entre ces sciences une hiérarchie en rapport surtout avec ses études et ses sympathies, ce qui vaut mieux, du reste, que l'exclusivisme opposé dans lequel le point de vue anatomique domine tout, et où la science de l'homme se crée tout entière dans les amphithéâtres ou par les vivisections[2]. Bordeu, Hunter, etc., avaient des procédés plus largement compréhensifs; revenons, par une progression croissante, à ces hautes traditions. Dans ses deux chapitres intitulés : de la *circulation* de l'*inflammation*, Graves n'a guère étudié que l'hyperémie ; il a dit quelques mots, en passant, des lésions plastiques (sécrétoires, génésiques, nutri-

---

[1] Toutes ces questions ont entre elles d'intimes liens ; le rapport de la fièvre avec la phlogose est surtout très-étroit. Pour elle, comme pour les phlegmasies, les doctrines vasculo-nervosistes ou névropathiques sont insuffisantes; les lésions plastiques y occupent aussi une place importante.

[2] Loin de nous la pensée de diminuer en rien le mérite de nos anatomistes et de nos physiologistes de premier ordre. Jeune encore, nous avons professé avec amour l'anatomie et la physiologie expérimentale. Nous ne saurions oublier que, de 1840 à 1845, nous avons enseigné cette dernière, à Strasbourg, comme professeur, avec le concours de MM. Würtz et Küss ; le premier, chef des travaux chimiques; le second, chef des travaux anatomiques de cette Faculté. L'un s'est placé dans les premiers rangs comme chimiste, l'autre se fait remarquer par l'élévation de son enseignement physiologique. Mais nos grands physiologistes conviendront, avec nous, que la pathologie éclaire l'expérimentation physiologique, comme elle est éclairée par elle, et que la science de l'homme ne sort pas toute construite des laboratoires de vivisections, où l'on fait, ainsi qu'on l'a dit, de la pathologie chirurgicale partielle comparée, plus encore que de la physiologie normale.

tives), restant ainsi en arrière de plusieurs de ses prédécesseurs. Les esprits ne se dirigeaient guère alors dans ce sens; on s'occupait peu de ce qui se faisait à Montpellier, accusé de vivre dans les nuages, lorsque Delpech imprimait à la chirurgie, à l'embryogénie, à l'histologie, etc., cette impulsion neuve et puissante à laquelle on la voit obéir encore aujourd'hui [1] : ses cliniques étaient aussi des leçons de physiologie [2].

B. *Vasculosisme asthénique, angio-asthénie, névro-asthénie.* — Cette théorie a été formulée d'abord par Henle. Frappé d'un fait capital mis en évidence par tous les micrographes, et qui consiste dans la dilatation des capillaires, dans le ralentissement et enfin l'arrêt de la circulation, constamment observés pendant l'hyperémie phlogistique, Henle pense qu'il existe un antagonisme entre les nerfs sensitifs et les nerfs vaso-moteurs. L'irritation des premiers entraîne la paralysie des seconds, qui devient le phénomène initial de la phlogose : l'arrêt circulatoire, les exsudats, etc., en sont la conséquence. Lebert y ajoute l'amincissement des parois vasculaires, pour mieux expliquer les extravasations. M. Tony Moilin a consacré un volume au développement de cette théorie, en faveur de laquelle il invoque les résultats fournis par un grand nombre de travaux récents. (Voir ses *Leçons de médecine physiologique*, 1866.) Cette œuvre méritera un examen spécial.

---

[1] Notre admiration sympathique pour Delpech ne nuit en rien aux sentiments que nous inspirent les travaux de ses collègues et de ses successeurs. Nous rendons également justice à Strasbourg, qui est aussi notre École, par suite d'un séjour prolongé, de nos excellents souvenirs, de tout ce que nous y avons appris, à un âge où le jeune professeur s'instruit sans cesse en enseignant ce qu'il croyait savoir.

[2] Cette remarque s'applique plus ou moins à tous les enseignements pathologiques ; les liens qui unissent l'état normal et l'état morbide sont si intimes, qu'on ne parvient jamais à les briser. La science et son histoire ne se séparent pas davantage.

Les théories névro-vasculaires pèchent évidemment par un double exclusivisme : l'un relatif au siège, l'autre à la nature de la phlogose. Pour elles, la phlegmasie est d'abord une hyperémie vasculaire qui domine tout, dont toutes les lésions consécutives sont la conséquence ; tout se passe dans les vaisseaux, surtout dans les capillaires, et ce qui s'y passe dépend de la surcharge sanguine ; l'inflammation n'est qu'une fluxion ou une congestion suivie d'une exsudation mécanique.

On leur demande dès-lors d'expliquer les phlegmasies des tissus non vasculaires, et ils sont forcés de les nier ; on leur demande aussi de dire pourquoi l'irritation phlogistique n'agit que sur les vaisseaux et les nerfs, sans atteindre les autres tissus, les autres éléments ; pourquoi la force plastique n'en subit pas les atteintes ; pourquoi les parties malades s'atrophient, s'hypertrophient, se ramollissent, s'indurent, s'ulcèrent ; pourquoi leurs sécrétions s'altèrent ; pourquoi des pseudo-membranes apparaissent, s'organisent, se transforment ; pourquoi la puification se présente si souvent, etc., etc.

Ces objections si naturelles, et insolubles dans les théories vasculaires, auraient dû frapper tous les esprits, s'ils n'avaient pas été préoccupés par les idées régnantes qui ne tenaient compte que des vaisseaux et des nerfs, de la sensibilité et de la contractilité, sans pouvoir secouer le joug trop absolu de Haller, de Bichat, de l'iatro-mécanisme, de Ruysch dont les injections forcées effaçaient les parenchymes sous la pression des vaisseaux dilatés outre mesure. Pour échapper à ces erreurs, il fallait revenir à une anatomie générale plus exacte et plus intime, à une physiologie plus large et plus vraie; il fallait associer Stahl avec Hoffmann et Haller ; remonter à Bordeu, dont Bichat avait commencé à mutiler les doctrines en développant et exagérant l'élément solidiste, accepté par elles avec raison ; il fallait enfin rétablir la force plastique, en poser les lois si capitales, et les rattacher à l'étude intime des tissus, à l'embryologie, à l'histologie. Cette réforme se faisait à Montpellier, spécialement dans l'école de Delpech, dont Lallemand et Dugès avaient subi l'influence, quoique le premier fût d'abord broussaisien et que le second eût adopté le névrosthé-

7

nisme vasculaire, dans son *Traité de la fièvre et de l'inflammation*. Nous fûmes donc amené tout naturellement à ne considérer la lésion névro-vasculaire que comme un des éléments de la phlogose, à poser la double lésion plastique comme un autre élément plus fondamental, à étudier la force plastique (génésique, accrémentitielle, nutritive, sécrétoire) avec le plus grand soin, en profitant des recherches embryologiques et histologiques, et en obéissant à un courant d'idées dont on commence à sentir l'importance.

Cette doctrine a pris maintenant un essor rapide; elle a produit un grand retentissement, en devenant trop exclusive dans certaines écoles allemandes, spécialement dans celle de Berlin, dont l'éminent Virchow s'est constitué le chef, en lui prêtant le prestige de ses qualités éminentes; mais à son origine elle eut seulement quelques approbateurs, souleva quelques objections, et parut rester ensuite à peu près inaperçue; on ne vit pas même tout ce que contenaient de fécond les écrits de Delpech, de Dugès, de Lallemand et de leurs élèves qui marchaient dans la même voie [1].

Cette période de sommeil ne pouvait pas avoir une longue durée. L'embryologie grandissait embrassant, le règne végétal, animal, humain. La théorie cellulaire, ou plutôt celluleuse, s'étendait de la plante aux organismes supérieurs; Dugès publiait (1833) les Leçons de physiologie qu'il nous avait faites pendant plusieurs années; l'étude de la force plastique reparaissait avec un nouvel éclat, reposant sur des bases plus solides. La physiologie, l'ana-

---

[1] Parmi les analyses de notre thèse données par différents journaux, nous citerons celle du professeur [Coste, membre de l'Institut, notre condisciple et notre ami, élève de Delpech comme nous. Elle est insérée dans la *Revue médicale de Paris*, 1834, tom. IV, pag. 216. Cet habile physiologiste, qui a tant fait pour l'embryologie, mit en relief le rôle majeur de l'élément plastique dans l'inflammation et dans la pathologie entière, en suivant pas à pas l'étude de la phlogose, des lésions vitales et organiques et de leur enchaînement, telle que nous l'avions exposée dans notre Dissertation. Bien jeune encore, il voyait s'ouvrir devant lui une route nouvelle dans laquelle il s'est engagé hardiment l'un des premiers, et qu'il a brillamment parcourue.

tomie pathologique prenaient une face nouvelle ; la physiologie
pathologique commençait à se constituer sous des noms divers et
à transformer la pathologie. Alors arrivèrent les théories *dysplasiques* de l'inflammation, qui remplacèrent l'exclusivisme *névro-
vasculaire* par l'exclusivisme *plastique*, et posèrent les bases
d'un progrès aussi large qu'original, bien que se rattachant à des
doctrines anciennes qui paraissent à peu près oubliées. Ici la cellule, les métamorphoses, les substitutions, la force plastique, se
placeront au rang le plus élevé.

L'apparition des doctrines exclusivement dysplasiques fut précédée par des systèmes transitoires ou mixtes, dont l'étude offre
un intérêt considérable pour le dogme, la pratique, l'histoire.
Nous devons en esquisser les traits principaux : on verra bientôt les conséquences majeures que l'on peut en tirer relativement à la science entière.

II. Théories mixtes. — Exsudats.

1° *J. Vogel*[1]. — Cet auteur a inséré dans le Dictionnaire de
physiologie de Wagner un article remarquable sur l'inflammation (1842), traduit par Jourdan (1847). En voici les idées
principales :

Afin de déterminer l'essence de l'inflammation, il faut en
examiner les phénomènes, en expliquer l'évolution et le mécanisme, remonter jusqu'au mode vital initial qui les produit.

Or, les phénomènes inflammatoires étudiés au point de vue
de leurs évolutions, peuvent se ramener aux périodes hyperémique, de stase, exsudative, de terminaison par rapport aux exsudats.

---

[1] L'*Anatomie pathologique générale* de J. Vogel, traduite par Jourdan
(1847), forme le IXe volume de l'*Encyclopédie anatomique :* l'article INFLAM-
MATION est ajouté à la fin. Il a paru dans le *Handwörterbuch* (*Dictionnaire
de physiologie* de Wagner, tom. I, 1842), article ENTZÜNDUNG (*Inflammation*);
l'*Anatomie pathologique générale* (*Allgemeine pathologische Anatomie*) a été
publiée à Erlangen (1845). Dans ce dernier ouvrage, l'inflammation n'est
plus considérée comme un mode morbide distinct; elle est absorbée par
les autres lésions plastiques, et disparaît en se fondant avec elles.

Première période : Hyperémie inflammatoire. — Elle est caractérisée par le resserrement passager des capillaires et l'accélération du cours du sang, suivis bientôt de phénomènes inverses plus durables (dilatation, ralentissement de la circulation). L'hyperémie d'abord *fluxionnaire* devient ensuite *congestive.* La douleur, la tumeur, la rougeur, la chaleur, sont des suites naturelles de l'hyperémie, soit inflammatoire, soit de toute autre nature. La résolution a lieu quand la circulation se rétablit avec l'action plus vive des petits vaisseaux.

L'*hyperémie* fluxionnaire ou congestive est une *névrose hypersthénique* d'abord, puis *hyposthénique* ou paralytique.

Jusqu'ici, c'est la théorie *névro-vasculaire*; à la vérité, cette période n'est que préparatoire, l'inflammation n'existe pas encore.

Seconde période : Stase ou arrêt complet inflammatoire de la circulation. — Le mouvement sanguin se ralentit de plus en plus ; les globules s'accumulent dans les capillaires élargis, chassant le *liquor sanguinis* ; enfin ils s'empilent comme des pièces de monnaie, remplissent toute la lumière du vaisseau, adhèrent entre eux et avec les parois de celui-ci, et restent complètement immobiles. La circulation cesse, la *stase inflammatoire* est *consommée.* Sans elle, pas d'inflammation, quoique Eisenmann ait soutenu à tort que toute stase complète est inflammatoire.

Maintenant, nous ne pouvons plus invoquer la paralysie vasculaire. Vogel démontre que l'arrêt complet ne dépend ni des artères, ni des veines, ni des capillaires ; il est dû à l'état du sang, devenu plus visqueux par une modification de sa vitalité, et surtout à une attraction plus forte exercée sur ce fluide par les capillaires et par les tissus entiers constituant les parenchymes. Cette irritation attractive latérale fixe le sang et ses globules, et les empêche de se mouvoir dans les vaisseaux. Elle constitue *l'essence de l'inflammation.*

Graves l'avait déjà admise en la bornant aux capillaires ; Mogel, à l'exemple des Galénistes, l'étend à tout le parenchyme ;

Virchow ne tardera pas à adopter le même point de départ, dont l'exactitude a été démontrée par des expériences directes.

Nous trouvons déjà les altérations de la force plastique et la théorie des dysplasies, car cette attraction lui appartient. Cette irritation attractive, dit Vogel, est sans doute liée à une *névrose sthénique*, mais elle porte ses effets sur le parenchyme même : celui-ci reprend ses droits, et la névrose est *dysplasique*.

Troisième période : Exsudative. — La simple stase produit une exsudation séreuse (hydropisies) ; dans la stase inflammatoire il y a plus que cela : l'attraction parenchymateuse extrait des vaisseaux un sérum de plus en plus plasmatique, l'albumine augmente de quantité, la fibrine la suit, enfin le plasma exsudé se rapproche successivement dans sa composition du *liquor sanguinis*. Ces modifications se constatent parfaitement dans l'exsudation d'un vésicatoire, séreuse d'abord, puis séro-albumineuse, plus tard albumino-fibrineuse. Dans cette période, comme dans la précédente, des globules sanguins ou leur matière colorante se mêlent à l'exsudat.

Dans la période exsudative comme dans l'hyperémique, la phlogose peut se terminer par résolution ; elle peut aussi prendre le caractère chronique ou amener la gangrène.

La résolution a lieu lorsque l'irritation attractive cesse par le retour de l'attraction parenchymateuse à l'état normal, quand l'action vasculaire et la circulation reprennent leur énergie, et que les exsudats encore liquides sont résorbés.

Au contraire, si ces modes morbides ou l'un d'eux persistent à un certain degré, l'on voit subsister au moins une congestion ou une phlogose plus faible qui peut durer longtemps, s'élever à l'état aigu pour redescendre au mode chronique : une dyscrasie sanguine, comme dans le rhumatisme, peut entretenir cette disposition phlogistique plus ou moins prolongée et prédisposer aux phlegmasies multiples qui éclatent lorsque des causes occasionnelles en sollicitent l'éclosion. Les éléments phlegmasiques étant variés, les indications thérapeutiques présenteront des différences correspondantes.

L'exsudation se fait dans les parenchymes (*parenchyma-teuse*), dans des cavités naturelles (*séreuses, synoviales*, etc.) ou accidentelles, enfin sur des surfaces libres (*peau, mu-queuses*).

La gangrène qui suit la phlogose s'effectue par deux mécanismes distincts. Dans l'un (inflammation très-intense), de grandes quantités de sang s'extravasent, et le fluide nutritif réparateur ne se renouvelle point ; la partie enflammée meurt asphyxiée, privée de tout influx vital. Une décomposition moléculaire survient, s'étendant du sang épanché à celui qui est stagnant dans les vaisseaux, ensuite aux parois vasculaires, aux muscles, etc. Presque tous les tissus *perdent leur cohésion* et se réduisent en une *masse grenue informe* ; les tissus fibreux résistent plus longtemps. Dans un second mécanisme (brûlure, contusion, etc.), l'agent phlogistique désorganise, affaiblit la vitalité, etc.,.... et ces éléments se combinent avec la phlogose pour déterminer la mortification.

Quatrième période : Modes dysplasiques appartenant à l'ex-sudat ; terminaisons ultimes de la période exsudative. — Quand l'exsudat n'est point résorbé, il subit des modifications ultérieures désignées généralement sous le nom de terminaisons de la phlogose. Quelquefois le développement organique se montre dans le plasma encore liquide, le plus souvent il succède à la solidification de cet exsudat. Celle-ci résulte de la *coagulation* de la *fibrine*, acte *purement chimique*, dépendant des seules propriétés chimiques de la fibrine contenue dans l'exsudat. L'arrangement du coagulum fibrineux dans les parenchymes, dans les cavités naturelles ou accidentelles, sur les surfaces libres, dépend aussi des mêmes propriétés chimiques.

Néanmoins des changements nouveaux arrivent dans ce coagulum, et leurs variétés constituent celles qu'on aperçoit dans les différentes terminaisons : *résolution, suppuration, cicatrisation, régénération, hypertrophie.* Toutes ces opérations dépendent de l'aptitude au *développement inhérent à l'exsudat*, et suivent *les lois générales de la formation organique* [1]. Il y a probablement toujours *formation de cellules* dans l'exsudat jouant le rôle de blastème, c'est-à-dire développement de *noyaux* avec *nucléoles*, entourés de leur *membrane enveloppante* ; les cellules primaires subissent ensuite des *métamorphoses différentes* selon le genre de terminaison.

A. *Résolution*. — Quand l'exsudat est solidifié, la résolution ne s'opère plus comme pendant les premiere, seconde, troisième périodes. L'exsudat se convertit en *cellules petites*, grossissant successivement, puis se remplissant de granulations qui les rendent brunes, noirâtres, cachent le noyau ou même la paroi. Les cellules deviennent *granuleuses*, et les grains sont constitués par de la *graisse*. Le travail *régressif* continue; le noyau, l'enveloppe celluleuse se fondent, les granules devenus libres se dissocient ; il ne reste plus qu'une masse pultacée, demi-liquide, dans laquelle le microscope découvre un fluide séreux mêlé à des *granulations* intactes. La résorption, facilitée par cette liquéfaction, a lieu progressivement, et la résolution s'accomplit.

Notons, en passant, la vérification de notre loi : travail plastique *créateur*, *formant* la *cellule* ; travail *antiplastique*, *destructeur*, régressif, ramollitif, détruisant la cellule et liquéfiant l'exsudat solidifié, organisé. La résorption commence par le liquide séreux; celle des granulations est postérieure et marche avec beaucoup plus de lenteur.

---

[1] Ici, il y a évidemment une lacune dans les notions exposées par Vogel. D'un côté, il parle de la coagulation de la fibrine et de ses suites, comme étant des actes purement chimiques ; de l'autre, il s'occupe de l'organisation (vitale) de l'exsudat. Ces deux actes, si distincts, appartiennent-ils à la fibrine, ou bien le second est-il l'apanage d'une autre substance? Dans le premier cas, on est en droit de demander des explications qu'il ne donne pas; dans le second, l'on voudrait savoir quelle est cette substance. Depuis longtemps nous avons distingué les éléments spécialement coagulables (fibrine, bradyfibrine, etc.) et les éléments spécialement organisables, que nous avons réunis sous le nom de *plastéine*. La *coagulation physico-chimique* et l'*organisation vitale* ne sauraient être confondues.

B. *Puification*. — Elle a lieu lorsque l'exsudat donne naissance à des cellules purulentes (corpuscules de pus). Ceux-ci sont
petits, pâles, munis d'un noyau ; leur volume augmente, leur
contenu se trouble, ils se transforment en cellules granuleuses ;
leur noyau, alors invisible, reparaît sous l'action de l'acide
acétique, qui met en évidence trois ou quatre nucléoles. Ces corpuscules se séparent les uns des autres, nagent dans le sérum ;
le pus est constitué avec ses globules et son sérum, qui ressemble beaucoup à celui du sang. Le pus a une grande tendance à
s'ouvrir une voie au dehors ; il peut néanmoins se résorber après
diverses modifications. Les globules se fondent et le pus se change,
ou en une masse épaisse, granuleuse et demi-fluide, ou en un
liquide ténu, mêlé de flocons onctueux : l'examen microscopique ne
fait voir qu'une matière grenue qu'on ne peut distinguer des autres matières organiques décomposées (*tubercules ramollis*[1], etc.).

Dans cet état, le pus peut être résorbé en entier sans accidents :
ce phénomène, qui forme une sorte de résolution secondaire, ne
doit point être confondu avec ce que l'on nomme résorption
purulente morbide, accompagnée de symptômes graves, d'abcès
métastatiques, etc.

Dans les deux modes précédents (formation de cellules granuleuses ou de cellules purulentes), la fibrine amorphe se transforme en cellules qui se réduisent en parcelles granuleuses
susceptibles de résorption ; seulement celle-ci s'effectue ordinairement dans les cas où il y a des cellules granuleuses non purulentes, tandis qu'en général le pus, une fois constitué, tend à
se faire jour à l'extérieur comme un corps étranger.

Lorsque le pus se forme sur des surfaces phlogosées et non
dans des parenchymes et dans l'intimité des tissus, il ne se manifeste point dans l'exsudat solidifié, mais dans l'exsudat encore
liquide. On voit alors apparaître dans celui-ci des noyaux isolés ou

---

[1] Lallemand a soutenu, il y a bien longtemps, que le tubercule n'est
que du pus concret. Ses arguments et les faits sur lesquels il appuyait
ses opinions, ont fourni à notre condisciple et ami le docteur Bermond,
médecin distingué de Bordeaux, le sujet d'un intéressant mémoire.

groupés, qui s'enveloppent bientôt d'une membrane dans laquelle sont contenus aussi des granules ; alors, les globules purulents sont complets.

Les *cellules granuleuses* et les *cellules purulentes* sont des *organisations transitoires,* destinées à se détruire ; mais les exsudats phlogistiques peuvent aussi donner naissance à des *organisations permanentes :* celles-ci ont lieu dans l'exsudat phlogistique, *d'après les lois que suivent* pour leur formation *les divers tissus* qui se constituent chez l'embryon aux dépens du *blastème* embryonnaire ; ces organisations paraissent procéder toujours par voie de *cellulation.* Des noyaux apparaissent d'abord avec leurs nucléoles ; ils sont enveloppés ensuite par leur membrane celluleuse. La cellule, une fois constituée, se transforme plus tard, suivant les cas, en globules sanguins, en tissu cellulaire, cartilagineux, osseux, etc.

Des métamorphoses chimiques marchent parallèlement aux métamorphoses morphologiques : pendant que la fibrine, passant par les cellulations, se transforme histologiquement en tissu cellulaire, en cartilage, etc., elle devient chimiquement de la colle, de la chondrine, etc.

Les transformations précédentes se font dans l'exsudat liquide aussi bien que dans l'exsudat solidifié : suivant des circonstances spéciales, elles constituent des guérisons par première intention, des régénérations, des cicatrisations, des tumeurs.

a. *Réunion par première intention.* — L'exsudat se solidifie et réunit les lèvres de la solution de continuité.

b. *Régénération.* — L'exsudat se convertit partiellement en pus (cellules transitoires), partiellement en cellules permanentes qui reproduisent les tissus perdus.

c. *Cicatrisation.* — Mêmes phénomènes, seulement les cellules n'ont point des évolutions assez variées pour donner naissance à des tissus pareils à ceux qui ont disparu, elles ne forment guère que le tissu cicatriciel (inodulaire de Delpech). La régénération et la cicatrisation (accompagnée de puification) se passent en général immédiatement dans un exsudat liquide.

d. *Hypertrophie.* — Le tissu nouveau, néoplasme, se sur-ajoute

aux tissus anciens, se fond avec eux , en leur ressemblant plus
.ou moins exactement : c'est l'*hypertrophie inflammatoire* plus
ou moins homologue, plus ou moins parfaite.

    e. *Tumeurs.* — Enfin le néoplasme , au lieu de se fondre
dans le tissu normal, forme dans son sein des masses plus ou
moins séparées, des *tumeurs* qui sont *homologues* (fibromes,
lipomes, etc.) ou *hétérologues*, tantôt *bénignes* (kystes), tantôt
malignes (tubercule, squirrhe).

    Une question majeure se soulève maintenant. Les modes que
nous venons d'examiner (suppurations, etc.) appartiennent-ils à
l'inflammation ? Vogel présente, à cette occasion, les considérations suivantes.

    L'inflammation est un mode morbide consistant essentiellement
dans l'*irritation attractive* ; l'exsudation l'épuise, la guérit et sert
de *crise* à la cause morbifique. L'organisation ultérieure de l'exsudat (acte purement plastique), suivant les lois de la nutrition
normale, ne dépend point de l'inflammation, mode anormal qui
d'ailleurs n'existe plus. Parfois l'exsudation disparaît *sans formation préalable* de *cellules* (inflammations typhiques et scrofuleuses , ulcérations dans la majorité des cas). Les *cellules
granuleuses et purulentes* semblent se rattacher de plus près à la
phlogose ; mais ce sont des modes (des processus) très-diffé-
rents. Vogel arrive à cette conclusion : « la puification seule se
lie intimement à la phlegmasie et à sa cause. »

    L'organisation de l'exsudat est due à la force plastique qui
l'anime. L'inflammation n'augmente point dynamiquement cette
aptitude, elle fournit seulement une plus grande quantité de matière organisable. Quant à cette organisation même, elle est sou-
mise à des influences multiples, parmi lesquelles on peut citer :
pour les circonstances extérieures, une température moyenne, la
présence de l'eau et de l'oxygène ; pour les circonstances propres
au sujet, la vitalité de celui-ci et celle des parties placées auprès
de l'exsudat. Ce dernier est susceptible de se *métamorphoser* en
toutes sortes de tissus. Quelles sont les influences qui spécialisent
ces transformations ? On peut en signaler trois groupes : les éléments histologiques, l'individu, l'acte inflammatoire. Quand les

éléments histologiques ont une action prédominante, ils s'assi-
milent l'exsudat, qui devient nerf, cartilage, os, etc., dans le
voisinage des nerfs, des os, des cartilages, etc. Cette assimilation
est plus facile quand l'exsudation est lente, le tissu énergique, et
que l'inflammation est vaincue en même temps que sa cause
pathogénique.

L'énergie vitale individuelle a aussi un rôle important. Quand
elle est affaiblie (typhus, scrofule, etc.), l'exsudat manque, son
organisation est nulle ou vicieuse. Enfin, l'inflammation a une
part incontestable. Quand la vitalité locale ou générale ne la ma-
îtrise pas, l'exsudat se transforme en cellules granulées ou en pus.

Pouvons-nous dire à quoi tiennent ces deux modes si différents d'organisations transitoires? Indiquons quelques conjectures
et disons : lorsque l'exsudat ne peut pas subir une organisation
permanente, parce qu'il est trop abondant, qu'il s'épanche et s'organise trop vite; quand les éléments histologiques sont complexes et
d'un rang élevé, et que la vitalité générale et locale est insuffisante,
l'exsudat produit des cellules granuleuses, pourvu que la force
vitale ait assez d'énergie pour empêcher la formation de globules
purulents. Lorsque cette vitalité fait défaut et que l'inflammation
persiste, la puification s'accomplit et montre une tendance manifeste
à envahir tout l'exsudat, conformément à l'ancien adage : le pus
engendre le pus. Si la force vitale recouvre sa puissance et que
l'inflammation diminue, la tendance organisatrice reprend le des-
sus, et l'on revient à la *période réparatrice.* Les tissus normaux
sont encore pressés par l'*exsudat* qui les *affame,* mais ils sont
trop forts pour mourir de *faim ;* une partie de l'exsudat s'organise, l'autre se *transforme* en pus louable, qui s'échappe au dehors
ou se résorbe après s'être *métamorphosé.*

Les choses se passent autrement dans les inflammations soit
chroniques, soit ulcératives. Quand la phlogose est chronique,
la vitalité (générale ou locale) est affaiblie ou qualitativement
modifiée par une dyscrasie (scrofuleuse, goutteuse, syphili-
que, etc.) ; dès-lors la puification est lente: les tissus normaux,
étouffés par l'exsudat qui les empâte, *meurent de faim,* périssent, et sont éliminés avec le pus.

Le processus ulcératif a quelque chose de plus aigu, de plus voisin de la gangrène. Ici (par exemple dans le typhus, la brûlure, la congélation), l'exsudation ne peut se développer complètement, par insuffisance d'action vitale ; la cellulation est nulle ou imparfaite ; les tissus cessent de vivre ; leurs débris se mêlent à l'exsudat amorphe passant à l'état de fonte ; l'élimination porte sur cette masse composée d'éléments désorganisés.

Le pus de la phlogose chronique diffère, à divers degrés, du pus louable ou normal. Les liquides ulcéreux sont de la sanie, c'est-à-dire des produits inflammatoires procédant de la décomposition de l'exsudat. Parmi les sanies, signalons celles de la gangrène, de l'exsudat à l'état de fonte, etc. On rencontre, dans la première, du sang décomposé, du sérum tenant de l'hématine en dissolution ; dans la seconde, du sérum mêlé à des portions non décomposées et indistinctement grenues ; cet exsudat est identique à la masse ramollie du *tubercule* et du *fongus médullaire*.

L'auteur termine par quelques aperçus sur l'étiologie et la thérapeutique des phlogoses, sur les phlegmasies des muqueuses, des séreuses, du tissu cellulaire, de certains organes complexes.

L'œuvre de J. Vogel, quoique courte, est remarquable par l'art avec lequel il a mis en œuvre les matériaux fournis par ses prédécesseurs et par son observation personnelle. On pourrait lui reprocher de ne pas avoir assez puisé dans les travaux français, surtout dans ceux de notre École, spécialement de Delpech et de ses disciples ; de n'être pas remonté assez haut dans le passé ; de n'avoir point pénétré avec une profondeur suffisante dans les actes plastiques (créateurs, destructeurs, dysplasiques) ; de considérer les éléments organiques (fibrine, albumine, etc.) sous un point de vue étroit, faux, purement chimique ; de toucher à peine, et en passant, l'étiologie et la thérapeutique, etc. Mais nous laisserons de côté, en ce moment, les réflexions critiques, et nous insisterons sur les côtés utiles de son opuscule.

Vogel met en relief l'élément plastique et ses différents modes, ordinairement négligés jusque-là, et dont l'École de Delpech, plus que toute autre, s'était largement occupée. On le voit apparaître dès la seconde période ; il se manifeste par l'excitation attractive (empruntée à Galien), résidant au sein du parenchyme qui recouvre son importance, et produisant l'exsudat durant la troisième période. Dans la quatrième, les actes plastiques (créateurs, antiplastiques, destructeurs, régressifs, etc.), prédominent. Leur mécanisme intime est exploré à l'aide du microscope et des réactifs chimiques ; on s'efforce de saisir leur enchaînement, leurs rapports avec les actes normaux plastiques ou antiplastiques ; on applique à ces études la théorie cellulaire de Schleiden et de Schwann ; les lois de l'évolution, des substitutions, des métamorphoses chimiques et morphologiques marchent parallèlement et sous des modes harmoniques.

Vogel distingue, dans l'inflammation, ce qui appartient à la phlogose même, considérée comme un élément morbide, et ce qui se rattache à la réaction de l'organisme pour en triompher et pour réparer. Il apprécie les influences extérieures, celle des éléments histologiques, du corps entier, de la vitalité générale et locale, suivant qu'elle est physiologique ou viciée, soit quantitativement, soit qualitativement (dyscrasies). L'hématologie n'est pas négligée. Pour lui, l'hyperémie active ou passive, l'hypersthénie ou l'hyposthénie, jouent leur rôle, mais il n'est pas exclusif : la congestion ne précède pas nécessairement la phlogose, qui peut se passer de son secours ; elle peut accomplir son évolution tout entière sans la provoquer ou en s'unissant passagèrement avec elle. Le point de vue téléologique, les crises, les métastases, ne restent pas tout à fait dans l'ombre ; on aperçoit les liens qui existent entre la phlogose d'une part, et les actes plastiques qui produisent les réunions immédiates ou secondaires, les adhérences, les cicatrisations, les régénérations, les lésions organiques (néoplastiques, ulcéreuses, etc.). On sent l'influence de Hunter et de ses disciples ; on retrouve la distinction des inflammations circonscrites et diffuses, superficielles et profondes, parenchymateuses et exsudatives. Il y a de la confusion ; on regrette l'absence des citations, d'une partie historique ; mais ce petit Traité est une œuvre estimable de transition, et devient un point de départ.

Notons aussi les modes successifs qu'il admet dans l'organisation des exsudats. Tantôt ceux-ci ne s'organisent point ou s'organisent à peine (masses typhiques, tuberculeuses); tantôt ils ne s'organisent qu'en cellules transitoires (granuleuses qui se résorbent, purulentes qui tendent à s'éliminer par ulcération); tantôt, enfin, les cellules sont permanentes. Elles obéissent à une vitalité plus puissante dont l'énergie et la régularité dirigent leur évolution, leurs métamorphoses, de manière à créer des tissus plus ou moins complexes, plus ou moins homologues, plus ou moins semblables aux parties normales. Si les idées de Vogel manquent trop souvent de précision, de netteté, de développement ; si l'érudition lui fait parfois défaut, il n'en a pas moins fourni des documents précieux dont on peut faire sortir des vérités du premier ordre, en les rectifiant et les agrandissant au moyen de nouvelles élaborations.

2° *Théorie de Bennett.* — H. Bennett s'est beaucoup occupé de la nutrition normale et pathologique, de la phlogose en général, des phlegmasies des centres nerveux, des organes génitaux de la femme. La doctrine qu'il a exposée dans son *Traité de l'inflammation* considérée comme un processus nutritif anormal (*Treatise on inflammation, as a process of anormal nutrition;* Edinburg, 1844) s'est perfectionnée dans ses publications postérieures, sans que les idées fondamentales aient changé. Elle a de nombreuses affinités avec celle de Vogel. On le reconnaîtra sans peine dans la courte analyse que nous lui consacrons. Pour lui, l'inflammation est caractérisée par l'exsudat, et se divise en quatre périodes, correspondant à celles de Vogel.

Première période : Hyperémie active. — Resserrement des capillaires, accélération de la circulation.

Deuxième période : Dilatation des capillaires. — Ralentissement du cours du sang, arrêt circulatoire complet. Les vaisseaux sont distendus par les globules sanguins qui changent de forme et envahissent même les lymphatiques ; un fluide cramoisi homogène remplit la cavité vasculaire considérablement agrandie. Ces phénomènes dépendent de la paralysie réflexe ou directe des vaisseaux, et de l'attraction augmentée des tissus pour le fluide sanguin (irritation attractive.) La rupture des vaisseaux, qui n'est pas rare, donne lieu à des épanchements de sang, et l'hémorrhagie peut servir de crise.

Troisième période : Exsudation. — Si le processus morbide se poursuit, le plasma sanguin transsude à travers les parois vasculaires distendues sans être déchirées, et se répand au dehors. D'après leur nature, les exsudats sont simples ou spécifiques (tuberculeux, cancéreux), sous des influences diathésiques ; suivant le siége, on rencontre aussi divers exsudats.

Quatrième période : Plastique. — L'exsudat se coagule et devient corps étranger. La force vitale s'en débarrasse par la mortification ou l'organisation. Si l'énergie organisatrice fait défaut, l'exsudat et les tissus envahis périssent et sont éliminés ; dans le cas contraire, de nouveaux éléments se forment dans le plasma épanché, et leur évolution suit les lois indiquées dans les théories cellulaires de Schleiden et de Schwann. L'exsudat des séreuses, finement granulé, tend à se transformer en fibres moléculaires ; celui des muqueuses et du tissu aréolaire produit des globules purulents ; il offre des granules plus volumineux dans les parenchymes. S'il succède à des traumatismes, s'il se montre dans des plaies couvertes de bourgons charnus, sa partie superficielle se change en globules purulents, et sa couche profonde en fibres-cellules qui constituent le tissu cicatriciel.

Nous passons sous silence les travaux de Simon , Paget, Rokitanski , etc., qui se rapprochent plus ou moins de ceux de Vogel et de Bennett , pour arriver aux doctrines exclusivement dysplasiques.

2° Théories franchement plastiques ou dysplasiques.

Delpech, dès l'année 1829, avait écrit les phrases suivantes : « Ces considérations, susceptibles d'un grand développement et d'applications très-nombreuses , pourraient conduire à définir l'inflammation : *un effort plastique, anormal et local, de l'organisme*. Il serait aisé de démontrer, en effet, que partout où l'inflammation est *incontestablement* établie , il se fait des productions nouvelles (liquides ou solides), et presque toujours de l'une et l'autre espèce ; que les liquides produits à l'occasion de l'inflammation , sont pénétrés de grandes quantités de matière *organisable* et tendant fortement à l'*organisation ;* que , dans les cas même où l'inflammation amène la gangrène , n'importe comment, les parties affectées ne périssent pas sans avoir été pénétrées de matière nouvelle *organisable* ou déjà *organisée ;* que dans les organes normaux les plus délicats par leur structure (cerveau , rate), c'est cette adultération même qui entraîne la *désorganisation* et le *ramollissement,* etc. Il est probable qu'en prenant cette formule pour objet de comparaison, l'on séparerait de l'inflammation des phénomènes *morbifiques* que nous croyons qu'on lui *impute à tort.* L'*ulcération* proprement dite , par exemple , lui est attribuée, quoique les procédés thérapeutiques qui réussissent ordinairement contre l'état inflammatoire, n'aient pas de succès contre ce symptôme. Il est bien difficile d'admettre qu'un seul et même principe puisse produire des effets *opposés* : or , l'*inflammation* est essentiellement *plastique,* et l'*ulcération* est *essentiellement destructive* [1]. »

Pour Delpech, l'*inflammation,* dans son essence, consiste donc dans *un acte plastique* créateur. Cette pensée, modifiée par une étude plus complète de la force plastique (normale et morbide), par la connaissance des rapports qui unissent l'état hygide et les états morbides, par les dangers évidents de l'exclusivisme, par l'examen des métamorphoses et des substitutions organogéniques et chimiques , nous conduisirent à adopter dans notre thèse (1833) et dans nos enseignements , *notre théorie éclectique mixte,* dans laquelle nous regardions l'élément *plastique* (créateur, destructeur) comme *élément prédominant,* quoiqu'il ne fût pas unique. Vogel et Bennett (1842, 1844, 1845) lui

---

[1] Delpech; *Mémorial des hôpitaux du Midi*, tom. I, pag. 280 (1829): *Mémoire sur l'empyème.*

donnèrent une importance plus grande encore. Enfin Küss (1846) en fit, comme Delpech, l'essence *exclusive* de la *phlogose*.

A. *Dysplasie substitutive de Küss*. —Le professeur Küss, notre successeur dans la chaire de physiologie de Strasbourg, a exposé cette doctrine dans son mémoire *sur la vascularité et l'inflammation* (1846). Depuis, il l'a beaucoup étendue et modifiée dans quelques écrits et surtout dans ses leçons. Son premier travail n'a que 56 pages, et cependant il est très-remarquable par les faits importants, les aperçus hardis, parfois téméraires ou prématurés, mais toujours ingénieux, qu'il y a semés à pleines mains. Aussi a-t-il fait sensation dès qu'il a paru, ainsi que le prouvent les nombreuses et longues analyses dont il a été l'objet dans les journaux et les traités dogmatiques. Il semble que Virchow y a largement puisé ; s'il n'y a là qu'une coïncidence, elle mérite d'être signalée. Nous devrons donc insister sur l'exposition de cette théorie, qui s'est formée en quelque sorte sous nos yeux, et dont nous avons suivi pas à pas l'évolution progressive.

La doctrine de M. Küss diffère de la nôtre, à laquelle elle est postérieure de treize ans, par son exclusivisme, qui la rapproche de celle de Delpech ; mais elle lui ressemble dans un grand nombre de points. Ces rapports peuvent s'expliquer par l'analogie des ouvrages que nous lisions en même temps, par le parallélisme de nos recherches, par nos relations multipliées. De 1836 à 1846, pendant que nous enseignions à Strasbourg, comme professeur titulaire, la pathologie externe d'abord, puis la physiologie, M. Küss nous prêtait son utile concours comme prosecteur, chef des travaux anatomiques, agrégé. Il était déjà bon anatomiste, habile vivisecteur, excellent micrographe. Esprit indépendant, inquisiteur, ami de la vérité, il ne dédaignait pas les anciens, s'occupait des modernes, et n'acceptait leurs travaux qu'après les avoir vérifiés et assimilés. Comme nous, il avait confiance dans l'avenir des théories cellúleuses et de la force plastique longuement et sagement élaborée ; seulement notre enthousiasme était plus réservé, nos conclusions moins hâtives ; nos points de vue n'é-

8

taient pas identiques : le vitalisme dominait davantage les tendances physico-chimiques.

Tandis que, de 1833 à 1846, nous avions toujours affirmé que la phlogose, quel que soit son siége (tissus vasculaires ou sans vaisseaux, rouges ou blancs), consiste, à toutes ses périodes, dans une lésion synergique de la sensibilité et de la motilité (avec tous leurs modes), unie à une lésion souvent prédominante de la force plastique (formatrice, nutritive, sécrétante), occupant tous les éléments , même les plus intimes , des parties phlogosées (les parenchymes , les tissus extra-vasculaires , aussi bien que les vaisseaux et les nerfs quand ils y existent), M. Küss met dans un plan tout à fait secondaire les lésions sensitives et vasculo-ner-veuses, l'hyperémie, la dysœstésie, et ne conserve, comme fait ini-tial exclusif, que la lésion plastique, à laquelle il subordonne toutes les autres. Comme nous, il y reconnaît deux processus morbides, l'un destructeur, l'autre créateur ou producteur ; mais le premier détruit d'une manière absolue le tissu normal : c'est *un processus nécrobiotique* (ainsi que le nommera plus tard Virchow); le second *substitue* au tissu détruit un tissu nouveau, toujours le même , le *phlogôme (lymphe plastique)*, liquide d'abord, puis passant à l'état solide et devenant naturellement dans son organisation ulté-rieure le tissu *inodulaire* de Delpech. Le côté le plus original de cette doctrine, comparée à la nôtre, c'est la suppression des lésions hyperémiques, comme un des éléments du fait primitif, et la pensée de remplacer par l'action exclusive de la double lésion plastique, la simple prédominance que nous avions accordée à celle-ci dans un certain nombre de cas. Pour M. Küss, elle suffit et sert à tout expliquer.

Cet exclusivisme a eu un avantage incontestable dont on n'a pas assez tenu compte ; il a fixé l'attention sur la théorie dyspla-sique, qui a fait depuis tant de bruit et de chemin. On a pourtant oublié sa première origine à Montpellier, et presque méconnu son second point de départ à Strasbourg.

Une des parties faibles de cette théorie, c'est la suppression de la lésion vasculo-nerveuse qu'on a rattachée comme phénomène consécutif à la lésion plastique, ainsi que l'a judicieusement remarqué M. Malgaigne (Analyse du mémoire de M. Küss, dans son Journal, tom. IV).

Pour résoudre ces difficultés et amoindrir l'importance vasculo-nerveuse, M. Küss déploie une grande habileté. Ce qu'il a écrit sur ce sujet rappelle les considérations que nous avons présentées d'après Bordeu et Graves, et prépare celles de Virchow. M. Küss a très-bien compris, comme Delpech, comme nous-même, que la théorie de l'inflammation domine la physiologie pathologique ou plutôt la pathologie entière, par les questions qu'elle soulève; de sorte que l'on pourrait étendre à l'histoire de la médecine, dans tous les temps, cette pensée de Dezeimeris : «Faire l'histoire de l'inflammation, serait faire celle de toute la médecine moderne. » (*Archives de médecine*, tom. XX, 1829.)

Il a compris aussi, comme nous, qu'il fallait remanier à cette occasion toute la physiologie, ainsi que nous l'avions fait dans un long chapitre sur la phlogose, renfermé dans l'*Anatomie et la physiologie du système osseux*, ouvrage volumineux terminé en 1834, mais encore inédit, et dont notre thèse n'était qu'un court résumé. (Voir l'avant-propos de cette dissertation, p. iv, 1833.)

M. Küss a donc jeté un coup d'œil d'ensemble sur toute la physiologie, en insistant sur les fonctions circulatoires et plastiques, et sur la physiologie générale.

a. Dans la théorie de la nutrition, l'on a exagéré l'importance du système vasculaire ; il y a pourtant beaucoup de tissus qui vivent et se nourrissent sans vaisseaux : tels sont, entre autres, le tissu cellulaire et même le tissu osseux considérés comme tissus simples. Les vaisseaux qui semblent leur appartenir n'y sont mêlés que par accident. Ces tissus se nourrissent immédiatement, par diffusion, au moyen du plasma du sang, unique suc nutritif. Ce suc circule autour de tous les organes, et y pénètre au moyen de courants réparateurs et purificateurs, qui rendent les matériaux utiles et reprennent ce qui doit être rejeté. Ces courants sont de deux sortes : les uns diffus, moléculaires (circulation interstitielle), suffisent pour les tissus peu actifs (os, cartilages, tissu cellulaire), en un mot pour les tissus collagènes de Marchand ; les autres, d'une rapidité prodigieuse, sont destinés aux organes actifs de la vie de relation, à ceux qui sont chargés des sécrétions et de la calorification (glandes, tissu adipeux). La circulation sanguine n'est indispensable qu'à ces derniers ; les autres n'en ressentent les effets que d'une manière éloignée. Les vaisseaux des os ne sont destinés qu'au tissu adipeux renfermé dans leurs cavités, car l'os se nourrit sans eux (témoin le rocher dans le temporal, les exostoses éburnées) ; il se nourrit sans vaisseaux, comme le squelette cartilagineux et compacte de l'embryon, comme les cartilages de l'adulte. Il y a mieux : tout cartilage qui se vascularise, cesse d'être cartilage et passe à l'état osseux. Comme les os, le tissu cellulaire n'a pas de vaisseaux qui lui appartiennent, et se nourrit immédiatement de plasma sanguin ; il sert seulement de support aux vaisseaux qui le parcourent, et qui sont destinés à des tissus plus actifs (le tissu adipeux, le dartos). Ce n'est point le sang qui est l'organe immédiat de la nutrition, c'est son plasma : les organes circulatoires, absents dans certaines parties, ne forment point un appareil essentiel, mais un appareil de perfectionnement destiné à maintenir l'équilibre de composition et de distribution du suc nourricier inhérent à tous les organes, et celui de la calorification.

Les formes élémentaires que recèle l'organisme peuvent se diviser en deux catégories : dans l'une, la forme trahitimmédiatement la fonction, qui est toute physique ; ce sont des fils, des lames, des tubes, des masses amorphes servant, par des propriétés physiques, à conduire et à diriger les fluides (pondérables ou impondérables) ; dans l'autre, on trouve les globules vivants à divers états de développement ; la cellule en est un dérivé. Là réside le mystère de la vie. Ici la physiologie règne sans rivale, et la physique n'a rien à y voir. Peut-être même l'attention du physiologiste devrait-elle se porter de préférence sur les liquides renfermés dans ces cellules et qui, imprégnant ces globules, en précèdent l'apparition et en remplissent les intervalles : on reléguerait dans la précédente catégorie les membranes d'enveloppe qui en précisent la forme [1]. De tous ces élé-

---

[1] Dans tout cela l'on trouve un reflet des travaux histologiques mo-

ments microscopiques, le plus important est celui qui constitue la substance nerveuse grise, appareil de production de la force nerveuse, source unique des fonctions de relation, caractère essentiel de l'animalité, dont la perfection fait de l'homme le roi de la création [1]. Toutes les fonctions sont tributaires de celles du globule nerveux. Celui-ci, pour fonctionner, fait une grande dépense de fluide nutritif ; aussi nous connaissons les effets désastreux exercés sur les manifestations nerveuses par le trouble mécanique de la circulation, par la composition viciée du sang [2]. Seul,

dernes, surtout de ceux qui venaient alors de l'Allemagne, et dont on s'occupait beaucoup à Strasbourg ; mais la Faculté française et l'auteur lui-même y imprimaient leur cachet. M. Küss appartenait au groupe de micrographes et de vivisecteurs habiles réunis dans cette ville, et dont les traditions n'ont jamais cessé d'y être suivies ; il y tenait un des premiers rangs et contribuait aux progrès de la science. Nous nous livrions, seul ou en commun avec eux, à ce genre de recherches dont nous avions déjà pris le goût et l'habitude sous la direction de Delpech et de Dugès. C'est ainsi que nous avons alors pratiqué le premier, avec M. Küss, des fistules duodénales, afin de résoudre des questions délicates relatives à la digestion. Nous rappelons ces souvenirs, parce qu'on est souvent disposé à faire une part trop large à l'Allemagne dans des progrès auxquels la France, sans en excepter la province, a aussi des droits légitimes.

[1] M. Küss nous paraît trop oublier la prédominance de la fonction sur la disposition organique, et de l'agent mystérieux qui dirige la fonction sur la fonction elle-même. La perfection des hémisphères cérébraux chez l'homme existe, parce que l'instrument matériel de la pensée devait être en harmonie avec cette âme immortelle qui pense, et qui est notre apanage exclusif. On a dit, avec raison, que l'adresse manuelle de l'homme ne dépend pas de la perfection de son pouce, mais que celle-ci existe pour desservir cette adresse dont le principe est dans l'intelligence. Ducornet, privé de ses mains, maniait habilement le pinceau avec les pieds. Remarquons aussi que le globule n'est qu'une des formes variées que la cellule peut revêtir.

[2] On répète souvent, dans l'école hippocratique, ce vieil adage : *sanguis moderator nervorum*. L'influence du système vasculaire sur le système nerveux n'est pas contestée ; celle du second sur le premier ne l'est pas davantage. Les belles expériences des physiologistes contemporains, à la tête desquels se place M. Cl. Bernard, ont répandu un nouveau jour sur ces objets ; mais le mécanisme intime de ces phénomènes nous apparaît-il sans aucun voile? Signalons, en passant, quelques faits. Un animal est, physiquement, surmené ; une fièvre charbonneuse, avec ou sans charbon, se manifeste ; son corps se putréfie rapidement, toutes ses parties communiquent le charbon : la plasticité, la force plastique ont donc été

dans l'organisme adulte, le tissu nerveux consomme réellement le
fluide nourricier ; tous les autres appareils ne servent qu'à le préparer, à le corriger, à le purifier [1]. Dans ce dernier rôle, nous

---

profondément altérées ; comment ce fait s'est-il accompli ? Une émotion
vive provoque rapidement un ictère, fait blanchir les cheveux en peu de
temps, imprime en un instant des qualités toxiques au lait d'une nour-
rice, etc. La force plastique (sécrétoire et nutritive) s'est trouvée brusquement et profondément viciée. Nous voyons là des modifications synergiques de la motilité circulatoire et de la plasticité, dans leurs actes
les plus profonds ; souvent aussi la caloricité se met en jeu en même
temps. Rapporterons-nous tout cela aux nerfs vaso-moteurs, qui seraient
aussi sécréto-moteurs ? Exercent-ils une influence directe ou de départe-
ment, comme dit Bordeu, sur les cellules, et par conséquent aussi sur
les globules sanguins ? Mais alors, pourquoi les éléments intercelluleux
ou interglobuleux échapperaient-ils à leur action ? Barthez et Bordeu
s'élèvent à un agent supérieur. Nous aurions désiré que M. Küss abordât
ces divers problèmes.

[1] Pourquoi le système nerveux consomme-t-il seul le fluide nutritif ?
Le muscle qui se meut partout où il se rencontre (et cet élément est bien
répandu), les éléments qui sécrètent, le tissu adipeux auquel M. Küss
confie la calorification, etc., ne consomment donc pas de fluide nutritif ?
Que devient l'activité qui, d'après lui, distingue ces tissus des tissus collagènes, condamnés anatomiquement et chimiquement à une passivité mécanique ? D'ailleurs, tous ces tissus se nourrissent : avec Graves et beaucoup
d'autres, nous adoptons la distinction des tissus vasculaires à sang
rouge, et des tissus blancs (ou à sang incolore et purement plasmatique) ; nous approuvons l'insistance de M. Küss à ce sujet, mais nous ne
saurions accepter les conséquences exclusives qu'il en a tirées. Nous y
reviendrons, du reste, en parlant des phlegmasies des tissus blancs, que
nous avions déjà étudiées à part en 1834 avec Delpech et Mallet. Nous
avons depuis donné une grande extension à nos premières recherches,
en leur appliquant notre théorie générale de l'inflammation. Nous sommes
pourtant fort disposé à croire que le mémoire de M. Küss, par cela
même qu'il est fortement accentué, qu'il repose sur des convictions profondes et consciencieuses comme ses travaux, n'a pas été sans influence
sur les publications allemandes postérieures aux siennes, et qui forment
un trait d'union avec celles de ses prédécesseurs. Pour ce qui concerne
la phlogose des tissus blancs et l'importance de la cellule, il se place,
dans la science contemporaine, entre Virchow et ses prédécesseurs. Nous
nous expliquerons bientôt sur ces filiations, en remontant plus haut, et
sur la valeur réelle de l'importante théorie du célèbre professeur de
Berlin. Remarquons encore la prédilection de M. Küss pour le tissu
nerveux et le globule, qui sont, comme le système vasculaire, des appareils de perfectionnement.

retrouvons encore l'élément globuleux , comme constituant essentiellement les organes auxquels nous attribuons la production du sang et le maintien de son équilibre de composition.

En somme , nous voyons dans l'organisme la vascularité en rapport direct avec la production vitale, dominant dans les organes où la cellule et ses analogues dominent. Que reste-t-il aux éléments mécaniques des organes, à ceux qui mettent leurs propriétés physiques au service des fonctions de relation ou de sécrétion [1] ? Rien ; ils sont privés de circulation proprement dite, et quand vous y rencontrerez des vaisseaux , soyez persuadés d'avance que vous y trouverez des cellules dont la fonction se lie au maintien de la crase du sang (à moins toutefois que les courants sanguins n'y remplissent le rôle de calorifères ou d'agents d'absorption) [2].

b. On aurait dû étudier d'abord l'inflammation sur des tissus simples, c'est-à-dire sans vaisseaux ou peu vasculaires (cornée , cartilage, os compactes, tissu cellulaire lamelleux et interstitiel) ; c'est ainsi que nous procéderons [3]. Ces tissus contiennent essentiellement un élément solide (amorphe, globuleux, ou fibrillaire)

---

[1] Virchow reconnaît dans l'activité vitale de toute partie , la *fonction*, la *nutrition*, la *formation* ; Galien divisait les fonctions en publiques (de relation, de sécrétion) et privées (de formation, de nutrition) ; les deux pensées se ressemblent beaucoup , mais Galien est plus net et s'exprime mieux.

[2] Le système vasculaire est, entre autres choses, comme le dit M. Küss, un appareil calorifère ou thermophore ; il est aussi thermogène ou générateur du calorique. Les problèmes relatifs à la génération, à la distribution, à l'équilibration de la chaleur animale, sont complexes ; on n'en a pas bien pesé les éléments. Leurs lois sont pourtant moins compliquées qu'on ne le pense. L'étude bien faite de la réfrigération dans les états algides (choléra, fièvre algide, période de froid dans les pyrexies intermittentes, dans la résorption purulente, etc.), les met en évidence, quand on les rapproche des travaux contemporains.

[3] Cette marche est très-sage ; on doit l'étendre, autant que possible, à tous les états morbides , en s'élevant de la pathologie végétale à celle des animaux inférieurs et remontant progressivement jusqu'à l'homme. La physiologie ne saurait échapper à cette règle, avec de justes réserves. L'anatomie, la physiologie, la pathologie végétales et animales, les observations et les expérimentations qui s'y rattachent, jettent un grand jour sur la science de l'homme considéré simplement comme être vivant.

et le plasma liquide qui l'imprègne. Lorsqu'une irritation faible agit sur l'un de ces tissus, une partie de son plasma nutritif, devenu plus abondant par l'augmentation de son activité nutritive, s'organise en un solide ressemblant par sa forme aux éléments normaux au sein desquels il se développe : ainsi l'os, la couche cellulaire s'hypertrophient, le cartilage devient os ; le suc nourricier du tissu cellulaire s'organise en fibre conjonctive , celui de l'os se dépose à sa surface, augmente son volume et rétrécit les espaces médullaires. Cette organisation physiologique du plasma nutritif, pour peu qu'elle soit rapide , appelle l'intervention du système vasculaire, il se forme de nouveaux vaisseaux.

Si l'irritation est excessive , l'activité du solide est paralysée , le fluide perd la faculté de s'organiser, le tissu est frappé de mort.

Quand l'irritation dépasse le degré hypertrophique, sans atteindre l'énergie mortificatrice, elle est phlegmasique : alors l'inflammation survient ; le solide s'atrophie et disparaît ; le plasma se solidifie , s'organise en un tissu nouveau toujours le même (le phlogôme), conservant le plus possible la forme de l'organe normal. Ce processus est le même pour les organes vasculaires.

c. L'inflammation consiste donc essentiellement dans une double lésion nutritive dont l'une fait disparaître l'organe primitif, tandis que l'autre lui substitue le phlogôme, d'abord liquide , puis organisé en tissu solide.

d. Quand il s'agit de tissus blancs , non vasculaires , on ne peut pas invoquer une période hyperémique initiale [1]. Les vaisseaux n'interviennent que lorsque le phlogôme s'est organisé en cellules ; alors des vaisseaux nouveaux s'y forment de toutes pièces et contribuent aux évolutions ultérieures. Le phlogôme liquide est analogue à un cytoblastème embryonnaire ; comme lui, il s'organise, crée ses cellules, ses globules sanguins, ses vaisseaux, etc., pour aboutir, quand rien n'arrête son évolution normale, au tissu inodulaire de Delpech.

---

[1] Mais rien n'empêche de reconnaître une période *hyperplasmatique* caractérisée par une accumulation de plasma: Barthez admet des fluxions sanguines, humorales, nerveuses, etc.

Exposer l'évolution du phlogôme, c'est tracer l'histoire de l'inflammation dans le tissu non-vasculaire : c'est là qu'on peut l'étudier facilement.

Présentons ici une remarque importante. Puisque la lésion nutritive est un élément capital dans la phlogose, celle-ci ne touche pas seulement aux névroses, aux hyperémies, aux dyscrinies, etc.; elle est aussi une dysplasie comme les diverses lésions organiques. Comme ces dernières, ce sera une dysplasie substitutive : le phlogôme jouera par rapport à elles le même rôle que le carcinôme relativement au cancer, ou le tuberculôme et le typhôme, etc., relativementt à la uberculose, à la fièvre typhoïde, etc. Nous voilà donc rigoureusement conduits aux théories développées plus tard par Virchow. Celles du professeur allemand se rattachent intimement aux doctrines de M. Küss, dont le mémoire contient, même dans un grand nombre de détails, beaucoup d'idées fondamentales du médecin de Berlin.

On voit aussi comment ces doctrines et les théories de M. Küss se relient aux nôtres, inspirées à leur tour par l'École de Montpellier et surtout par celles de Delpech. Or, il y a ici deux écueils : si vous exagérez l'*hyperémie* et la *dysœsthésie phlogistiques,* vous placez les unes à côté des autres de grandes vérités et de grandes erreurs ; si vous faites une part trop grande au *dysplasisme phlegmasique,* vous arrivez, dans une autre voie, à un mélange pareil de vérités capitales et d'erreurs également dangereuses. Cet exclusivisme s'étend à la pathologie entière. Aussi nous avons accepté sous bénéfice d'inventaire les théories de Graves et de Henle, comme la doctrine Virchowienne, qui repose sur une étude plus large de la force plastique, due aux travaux contemporains. Il n'était pas difficile de prévoir les entraînements auxquels devaient conduire cette direction nouvelle et les richesses nombreuses qu'elle venait nous apporter. Nous nous sommes donc fortement attaché à la théorie éclectique formulée en 1833 ; nous en avons suivi les divers éléments, en nous associant aux études fécondes suscitées par des systèmes importants, mais exclusifs, sans trop céder aux influences inverses que pouvaient exercer la haute valeur et l'autorité de leurs divers promoteurs.

9

e. M. **Küss** applique successivement sa théorie à l'inflammation des différentes parties, en commençant par les plus simples, celles qui sont principalement celluleuses (épithéliums, tissu conjonctif et ses dérivés) (os, cartilages, séreuses, synoviales, etc.); puis il aborde des organes plus complexes (peau, muqueuses, glandes, parenchymes, etc.).

Il constate que les épithélites sont nombreuses, importantes, méconnues ou peu connues, parce que la physiologie des épithéliums a été fort négligée. Pour lui, toutes les inflammations pseudo-membraneuses (des muqueuses de la peau, des séreuses, etc.) sont des épithélites : l'épithélium se détruit, le phlogôme le remplace par voie substitutive ; c'est dans les cas de ce genre qu'on peut le mieux étudier le phlogôme dans toute sa pureté, en suivant ses évolutions diverses. Les véritables inflammations des membranes cellulo-vasculaires qui servent de support aux épithéliums, sont leurs inflammations sèches (érysipèles, certaines pleurites), dans lesquelles c'est leur propre suc nourricier qui s'organise.

Les caustiques ont une efficacité souveraine dans les diphthérites, en détruisant le phlogôme qui tuait les tissus sous-jacents par la soustraction, à son profit, du fluide nourricier. Dès que le phlogôme a disparu, ces tissus recouvrent leur nutrition physiologique et rentrent dans l'état normal.

Toutes les phlegmasies du tissu conjonctif (tissu celluleux, osseux, cartilagineux, etc.) se ramènent au même mécanisme. Elles résident dans les cellules fondamentales (cœloplastes, ostéoplastes, chondroplastes, etc., de l'école moderne). Partout le phlogôme se substitue à la cellule normale et parcourt son évolution morphologique.

Des modes semblables se retrouvent dans les phlegmasies les plus compliquées, qui sont constituées par la réunion des épithélites, des cellulites, etc., et des lésions des cellules spéciales nerveuses, musculeuses, etc. : partout le phlogôme règne despotiquement sur les cellules, se mêle à leurs débris, s'organise. L'analyse anatomo-pathologique sépare les résidus des organes primitifs et les distingue des produits phlogomatiques nouveaux :

les lésions consécutives des phlegmasies sont ainsi soumises à une analyse simple et rigoureuse qui les suit dans leurs évolutions et leurs associations si diverses.

M. Küss termine en expliquant, par sa théorie, tous les phénomènes locaux et généraux de l'inflammation (douleurs, rougeurs, tumeurs, chaleurs, fièvres, augmentation de la fibrine, etc.), et toutes ses terminaisons (résolutions, indurations, suppurations, productions plastiques, cicatrisations, ramollissements, gangrènes, etc.) : il met à contribution les études intimes de Vogel et des diverses Écoles, et montre les rapports qui existent, relativement au processus pathologique, entre les dysplasies phlogistiques et celles qui constituent les lésions organiques.

Parmi les idées émises par notre collègue de Strasbourg, il en est un certain nombre qu'il a empruntées, il en est d'autres qui peuvent ou doivent être combattues ; mais beaucoup lui appartiennent. Toutes sont ingénieuses et portent son cachet ; toutes contiennent et préparent des dogmes vrais, confirmés par des recherches ultérieures, et d'autant plus importants qu'ils avaient à lutter corps à corps avec des préjugés ébranlés déjà, mais encore fort répandus.

En examinant ces dogmes, on remarquera que les plus saillants appartiennent à notre École, où ils se sont perpétués traditionnellement et successivement agrandis ; tels sont : les vues larges de Bordeu sur l'anatomie générale ; la solidarité, l'union profonde de la physiologie et de la pathologie ; la vitalité des épithéliums, de la cornée, du cristallin, des cartilages, des os, de ce qu'on nomme tissus blancs, du sang et des humeurs plastiques ; l'importance de la force plastique ; l'application de l'*analyse élémentaire* (des *éléments*) à toutes les branches de la médecine ; le petit nombre des éléments morbides primitifs fondamentaux[1] et les lois de leurs associations ; le rôle majeur des métamorphoses et des

---

[1] Morborum omnium *idea* una, dit Hippocrate. Cette formule est féconde, pourvu qu'on l'interprète d'après l'esprit hippocratique, et qu'on ne la fausse pas, en disant avec les traducteurs : Morborum omnium modus unus est : l'ἰδέα ou même l'εἶδος ne correspond pas au *modus*.

substitutions (en physiologie, en pathologie, en thérapeutique [1]);
celui des synergies, des sympathies, des antagonismes, etc.

•

B. *Théorie hyperplastique de Virchow.* — Pendant le temps
assez long qui sépare l'apparition du mémoire de Küss et celle
des travaux les plus sérieux de Virchow sur l'inflammation, les
dogmes précédents avaient pénétré davantage dans les esprits;
la physiologie et la pathologie plastiques avaient fait des progrès;
la doctrine de la prolifération avait remplacé, pour beaucoup
d'auteurs, celle du blastème, vivement attaquée d'abord en botani-
que, puis dans la zoologie, de manière à préparer cette hardie
formule, *omnis cellula ex cellula*; le rôle des épithéliums, des
cœloplastes, des chondroplastes, etc., s'était agrandi à mesure
que l'on avait proclamé leur vitalité propre et indépendante; les
recherches microscopiques et chimiques sur l'hyperémie, les terminaisons de la phlogose, les lésions organiques, étaient devenues
plus nombreuses et plus précises; Reichert, Reinhard, Simon,
Frerichs, etc., avaient marché dans cette voie nouvelle avec
Virchow, qui centralisait leurs efforts. L'illustre professeur de
Berlin put alors réunir tous les documents qui servent d'appui à
sa théorie exclusivement *plastique* de la phlogose, et poser d'une
main ferme les propositions suivantes :

a. Pendant longtemps on a cherché l'essence de l'inflammation dans l'un de ces quatre phénomènes, chaleur, douleur,
rougeur, tumeur; de là, les théories hyperémiques, névrosiques,
névro-vasculaires, etc. Plus tard on s'est adressé, avec raison,
aux produits phlogistiques; de là est née la doctrine dysplasique
et des exsudats.

---

[1] Le germe de la théorie des substitutions est déjà ancien. Aux XVIIe
et XVIIIe siècles, on disait encore : «dans la *nutrition*, il y a substitution
(*substitutio*) de molécules nouvelles aux molécules vieilles». Delpech et
Cruveilhier ont posé les bases de la substitution pathologique; Küss a
fait de l'inflammation une dysplasie substitutive; notre collègue, M. Courty,
a constitué la *substitution pathologique* en un corps de doctrine et a fait
adopter le mot. Voy. son remarquable mémoire sur les *substitutions* (1847),
et L. Boyer; Dictionnaire de physiologie art. *substitution.*

b. L'inflammation est une *dysplasie* provoquée par l'*irritation phlogistique*, ayant pour siège *la cellule*.

c. Toute irritation est *fonctionnelle* (sensitive, motrice, sécrétoire) ou *nutritive* (modifiant la plasticité nutritive ou formatrice). L'irritation inflammatoire est d'abord *dysplasique*, car les lésions fonctionnelles dépendent d'une lésion moléculaire plastique dans les tissus. Si la sensibilité, la motilité, les sécrétions, etc., sont changées dans une partie phlogosée, c'est que les cellules musculaires, nerveuses, sécrétantes, ont subi une lésion *plastique* altérant leur structure.

d. L'inflammation est donc d'abord une *dysplasie celluleuse*, indépendante du système *vasculo-nerveux*, puisqu'elle peut apparaître dans des tissus dépourvus de vaisseaux et de nerfs.

e. Cette *dysplasie* diffère des autres (des diverses lésions organiques) seulement par sa forme et sa marche.

Que se passe-t-il donc dans une partie enflammée? L'irritation phlogistique accroît le pouvoir *attractif* de la cellule ; celle-ci emprunte à tous les tissus voisins une plus grande quantité de *plasma*, de suc *plastique* nutritif qui s'y épanche ; puis elle l'élabore, le métamorphose de diverses manières.

La force attractive et métabolique des cellules, démontrée et acceptée depuis longtemps, donne la clé des phlegmasies et des lésions organiques.

f. Mais la *nature dysplasique* de la *phlogose* ne conduit point à la théorie de l'*exsudat*. L'inflammation ne donne pas naissance à un *exsudat constant, identique* (le phlogôme), qui vienne la caractériser ; elle ne produit pas une transsudation vasculaire plastique qui s'*organise* ensuite. Le *plasma n'exsude*, quand il y a *exsudation*, qu'après avoir été travaillé par la *cellule*. La transsudation vasculaire est séreuse et non *plasmatique* (hydropisie).

Toute l'*élaboration plastique* de la phlogose se passe dans la *cellule* ; tout ce qui exsude (mucus, fibrine, cellule, etc.) s'est formé dans la cellule agissant en vertu de sa force *plastique*.

g. La phlogose consiste donc essentiellement dans une *hyper-*

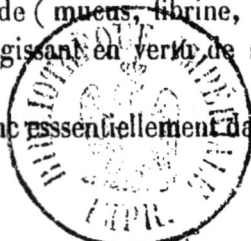

plasie intrà-celluleuse; elle a deux formes : la *parenchymateuse*, l'*exsudative*.

Dans la *parenchymateuse*, les produits phlogistiques (consistant surtout dans une prolifération de cellules plus ou moins abondante) restent au sein des tissus ; dans l'*exsudative*, ils s'en échappent ; mais l'organisation de l'exsudat, si elle a lieu, se fait au moyen des cellules ou plutôt des noyaux ·exsudés, et non dans une exsudation blastématique amorphe.

h. Qu'observe-t on dans une *mucosite* (phlegmasie d'une muqueuse)? Parfois l'inflammation est purement catarrhale; la sérosité (sortant des vaisseaux) s'unit au mucus (fourni par les glandes mucipares); parfois elle est plus intense : alors le plasma, travaillé par les cellules, s'échappe de celles-ci sous forme de noyaux pyogéniques ou plastiques ; les premiers constituent les cellules purulentes et le pus, les seconds s'organisent en pseudo-membranes (ou plutôt en néo-membranes) diphthéritiques.

Appliquez un vésicatoire , vous aurez d'abord un transsudat vasculaire séreux, suivi d'un exsudat *celluleux* ; car l'exsudat liquide, plus épais que l'exsudat séreux auquel il succède, n'est point amorphe, il contient des noyaux de cellules purulentes ou plastiques , émanés des cellules primitives ; ces noyaux, dans leurs évolutions, deviendront des cellules purulentes ou plastiques.

Pour Virchow , comme pour Delpech , la phlogose est une *dysplasie hyperplastique* , un acte essentiellement *producteur*. Mais, de plus, Virchow soutient que cet acte se passe tout entier et exclusivement dans la *cellule*, de telle sorte que l'exsudat, quand il existe, a déjà reçu de celle-ci les éléments fondamentaux de ses évolutions ultérieures. Des hypoplasies , des évolutions régressives peuvent s'unir, par un mécanisme simple, aux hyperplasies phlogistiques.

Cette théorie puissante est, en quelque sorte, le terme le plus élevé auquel devait aboutir la doctrine exclusive de l'inflammation considérée comme un acte essentiellement *hyperplasique* , ainsi que le pensait Delpech vers la fin de sa vie. Soutenue par une intelligence supérieure comme celle de Virchow, elle devait entraîner vers elle un grand nombre de partisans préparés par

l'esprit de notre époque, par les travaux antérieurs, et dominés
par la réputation de l'auteur, ses convictions profondes , les
grandes vérités qu'il proclamait, l'explication facile de la formation des produits si variés de la phlogose, leurs rapports intimes
avec toutes les lésions organiques dont ils ne diffèrent que par
la présence de l'*irritation phlegmasique*. Cette théorie a amené
nécessairement un remaniement complet de toute la pathologie
générale et spéciale ; elle a reproduit la doctrine des localisations
appliquée même aux diathèses, aux dyscrasies , aux altérations
hématiques, etc.

Nous laissons ici de côté son examen critique, relatif à sa valeur même, ses origines, ses emprunts, ce qui lui appartient en
propre, etc.; nous dirons seulement que la théorie *dysplasique*
de Virchow et la doctrine *vasculo-nerveuse*, *exclusives toutes
les deux*, se complètent l'une par l'*autre* et confirment une *théorie
sagement éclectique*, à l'aide de laquelle nous espérons pouvoir
vous expliquer clairement tout ce qui concerne l'inflammation en
général et les diverses phlegmasies en particulier. Nous verrons
ensuite comment cet éclectisme peut servir de base expérimentale
et rationelle à toute la pathologie.

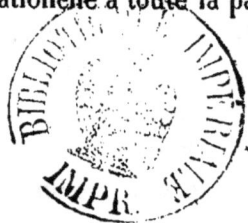